瑞典式按摩

施珮緹 著

目 錄

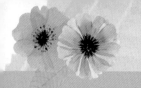

作者序

　　首先非常的感謝澳洲RAFA皇家芳療協會的授權及支援，得以順利編寫瑞典式按摩國際證照檢定指定用書。筆者深感瑞典式按摩有別其他按摩手法，更具有學理基礎，對於身體因施力不當、疲勞、受傷等造成的傷害，能產生非常好的安撫效果。

　　身體按摩是一種藝術工作，除了要熟知人體的肌肉、骨骼、淋巴循環系統之外，手技的學習與操作，需要不斷的練習試驗。按摩前必須與客人詳盡的諮詢，了解個別的身體狀況極特別的需求。按摩師須配合身體的自然律動，移動換位流暢。任何一個手法連貫變化更需要掌握節奏的旋律，讓客人沒有壓力及舒服的享受體驗。

　　按摩芳療師促進每一位客人的身心靈健康，身為按摩芳療師本身也藉由工作律動維持自身的健康平衡。

　　瑞典式按摩在國外發展已久且擁有高口碑，在國內仍屬推廣階段，希望藉由本書的出版，幫助有志學習或精進的後進，有一個系統化的學習手冊及準備取得證照的範本。

　　筆者在2017年參加澳洲昆士蘭按摩學院在台灣舉辦的瑞典式按摩師資研習，全程參與並且獲得師資檢定考試的首位，在從事美容美體教學工作已經超過20年，一直都樂在學習，更樂於分享知識與經驗，致力於擴展美容美體教學的廣度與深度。

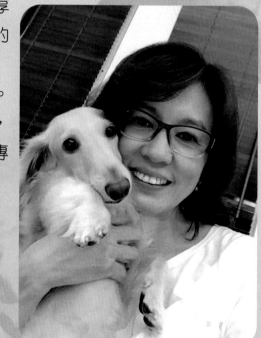

　　我熱愛我的工作，我樂於分享所學。希望這本書能夠帶您進入造福人類健康，幸福，快樂的美麗事業。同時讓您樂在專業身體按摩的工作中。

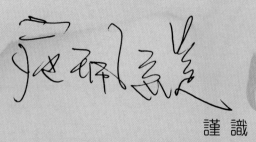

謹 識

It is with great pleasure to be able to provide a preface to this book, which has been a long time in the making.I taught Ms Shi massage and energy work some time back and her unrivalled passion, energy and enthusiasm mirrored mine.

A definitive text about intention and purpose for practitioners that are practicing massage. By providing regular de-stressing treatments as detailed in this book one can substantially improve the well-being of themselves whilst empowering their clients physically, emotionally and spiritually.

For nearly 30 years Ms Shi has been involved in the health care industry practicing and teaching learners the do's and don'ts about health and well-being. This is a truly exciting text and a must have for any learner or practicing therapist to have on their bookshelf.

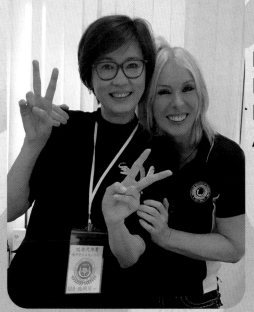

Rhona McKay
Head of School
Massage Schools of Queensland
AUSTRALIA

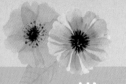

推　薦

　　本書以有系統的角度來介紹瑞典式按摩，瑞典式按摩主要是順應表層肌肉方向、融合醫學、運動的原理來運行按摩，透過促進血液循環、舒緩緊繃肌肉以達到放鬆情緒的效果；本書內容包括：職業倫理道德、衛生教育行為、骨胳肌肉學、瑞典式按摩的手法與特色功能，不僅兼具理論與實作，更包含了學科的試題說明，以清楚的圖文教學內容、協助學員學以致用、充分提升個人專業。

　　在此，極力將本書推薦給想學習瑞典式按摩的美容美體從業人員。

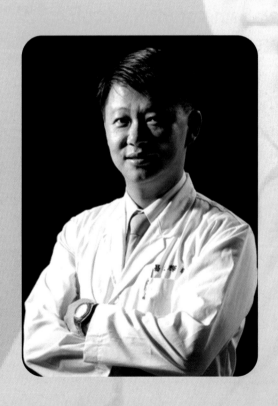

弘光科技大學化妝品應用系所
特聘教授及學術副校長　易光輝

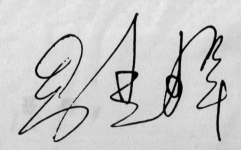

推　薦

敬愛的讀者

　　您好！施老師從事教學工作近30年經驗，從教導音樂、舞蹈、人體彩妝、美姿美學、按摩、近幾年延伸到芳香療法以及精油運用，不僅投入理論研究以及實務運用，同時教導學生一技之長，提供學生在就學就業有更寬廣生涯規劃與選擇。

　　2017年初澳洲MSQ學院Rhona校長來台灣，舉辦瑞典式按摩教學講座，當下　被校長的專業授課態度與個人熱誠以及散發出正面能量所感動，激發施老師編寫"瑞典式按摩"這本書。融合多年理論與實務教學經驗，以及Rhona 校長的瑞典式按摩示範教學與臨床實務操作的手技，有系統介紹理論與實作手法以及應注意相關學知識，編著成書，嘉惠有心從事學習按摩理療的學生或是社會人士。

　　誠摯希望能夠藉由此書的教學與研習，學習專業技能，有利就業與微型創業機會，更可以居家保養家人身體健康，降低疾病發生與醫療費用，終生受用。因而澳洲皇家芳療協會(RAFA)慎重推薦此書給您！

　　MSQ 校長對按摩有以下的見解，請讀者參考之。

　Massage is the supreme balancer, bringing peace to a troubled mind and relief to a tense body. Massage is an ancient healing art which is now recognized as an extraordinary method of treatment for so many modern diseases. However massage goes beyond the relief of pain and stress. It works on our overall well-being, our spirit.

　Massage is a useful and integral part of the healing process.

－Extract from MSQ
Swedish Massage Notes 2017

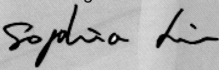

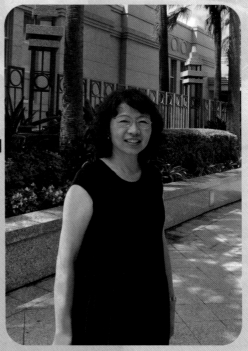

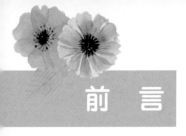

前 言

　　瑞典式按摩,是一項專業且結合醫學理論的按摩技術,包含人體生理解剖、運動生理學,以及身體節奏律動訓練,綜合而為一,應用於身體按摩,幫助人類的身體保健。

　　這也使得瑞典式按摩有別其他眾多的按摩技法,在融合醫學、運動等專業原理下所發展出的這套按摩技法,對於舒緩運動傷害、疲勞及壓力等,都有非常好的效果,因此,這套技法的學習,有助於提升身體按摩的專業性,讓更多人能夠認同並願意接受按摩的服務。

　　台灣早期的各項按摩技術幾乎都是透過師徒傳授,隨時代演變,各種專業技術應該都要具有標準流程,讓學習者更容易學習及檢示所學。因此,本書除了基礎理論及技法的步驟式教學外,更整理學習者後續參加專業證照檢定時,可供演練、複習的學、術科試題資料庫,協助學習者能夠學以致用、體現所習得的瑞典式按摩專業知識與技術,並成為個人的就業專長。

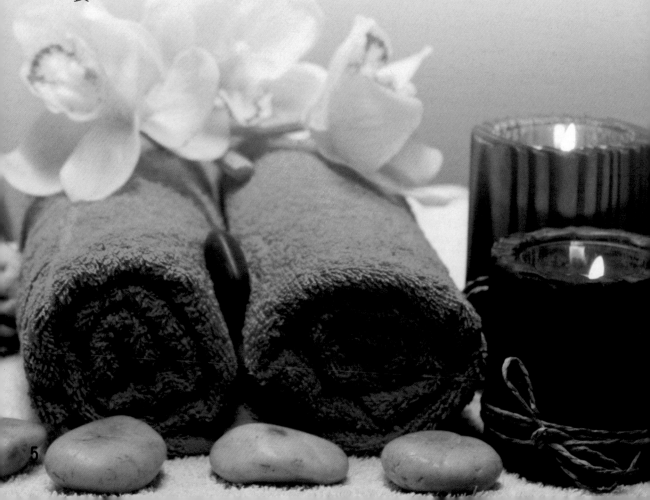

Part.1

瑞典式按摩

介 紹
Introduction

歡迎進入按摩健康的世界！
您正要開始一趟最有價值的旅程，成為一個專業按摩者所要觸及的領域。

– Massage is the systematic and scientific manipulation of the soft tissues of the body. –

按摩是對身體的軟組織（皮膚、肌肉及脂肪）進行系統的和科學的矯正操作，透過各種按摩手法觸摸、按壓甚至拍打等，達到全身放鬆的狀態。除此之外，按摩也被視為可以幫助身心平衡、舒解壓力，為憂慮不安的心靈帶來平和，並同時舒緩緊繃的身體。

自古以來，無論是東方或西方，按摩都是被認同的一門治療藝術，到現代，也被認可是對於身體保健具有實質助益的專業領域。不僅是舒緩了生理上疼痛及不適、也平衡了心理上的壓力與浮躁，有效地幫助身心靈的健康。

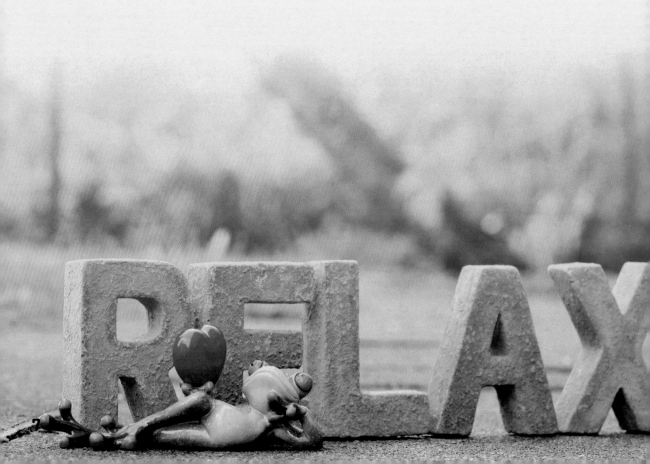

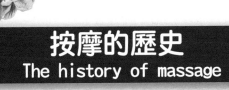

按摩的歷史
The history of massage

　　按摩的歷史，在東西方都源遠流長，數千年來，人們對按摩的理解，包括緩解疼痛不適、放鬆情緒、保護或改善一個人的健康等等。

　　中國目前可追溯的紀錄，是《黃帝內經‧素問》中，第十二篇文章《異法方宜論》，『…故其病多痿厥寒熱。其治宜導引按蹻，故導引按蹻者，亦從中央出也。』，按蹻就是運用「按摩皮肉，搖動手足」來幫助四肢痿弱、厥逆、寒熱症狀的解除，可見按摩功能自古便已有認知與效果。

　　另外，紀元前 1800 年的印度典籍《阿育吠陀》(Ayer Veda)，內文記載中，也認為按摩是有益於健康的治療藝術；古代巴比倫一塊紀元前 300 年的黏土版上也有按摩的紀錄；西方則是在古希臘和羅馬文化裡讚揚按摩對人的好處，甚至著名的哲學家蘇格拉底(Socrates)與柏拉圖(Plato)，也都曾描述過按摩的優點。

　　最為著名的是希波克拉底(Hippocrates)，他是一位被稱為『醫學之父』的古希臘醫師，也曾談到人類觸覺的治療力量，也可說是有史以來最有名的按摩治療師！

　　而本書《瑞典式按摩》所說明的按摩操作及技術，都是根基於使用塗抹膏油和沐浴上，再搭配運用在多種不同的體操和按摩技法，來達到按摩的效果。

　　- Per Henrik Ling (1776-1839) from Sweden was the man who developed the Swedish movements and is considered by some as the father of "Swedish Massage". -

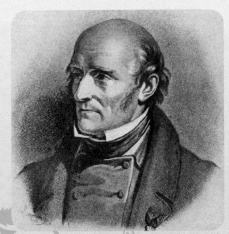

圖　Per Henrik Ling (1776-1869)

　　瑞典按摩，是源於瑞典 Per Henrik Ling（1776-1839），他致力推廣瑞典式按摩手法，使他被稱為「瑞典式按摩之父」，然而，瑞典式的按摩手法並非由他創建，而是他從他處學習到瑞典式手法，再經由持續性的實驗、整合所有知識，組合建立一套具有效果又有系統的操作應用模式，而使瑞典按摩成為知名的按摩技法。

　　此外，值得一提的是Per Henrik Ling的祖父是瑞典偉大的醫學家Olof Rudbeck奧勞斯‧魯德貝克（1630-1702），人類淋巴系統就是由他所發現。

Per Henrik Ling會開始推廣瑞典式按摩，源於他對自己的手肘痛風感到困擾，而開始試驗及研究，因為他個人對血液和淋巴循環系統的了解，加上曾在法國學習單槓運動，結合醫學及運動科學，進而建立有這套系統性的運動與按摩 "Swedish Movement Cure"。

並設立皇家體操中央學院（Royal Gymnastic Central Institute）教授展他的綜合手動治療系統，並擔任卡爾斯伯格軍事學院的體操教練，經由學院裡的四個部門：教學、醫療、軍事和美學，持續具有科學嚴謹性地實踐他個人的運動及按摩理論。

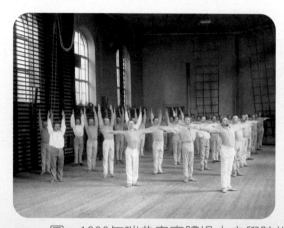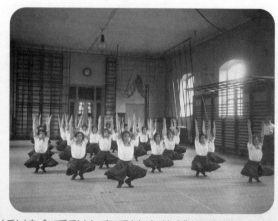

圖　1900年瑞典皇家體操中央學院推動綜合手動治療系統中的體操教學

Ling曾教導過許多德國、澳洲、俄羅斯、英國的醫生，這些醫生 也將這個技術散播到其所屬的國家，這些技術在19世紀末期也漸 漸傳到美國而知名 － 1839Ling逝世於結核病。

瑞典是第一個有系統地向歐洲介紹按摩的國家，因而這套按摩技法，被稱為瑞典式按摩。瑞典式按摩是最被廣泛認可和經常使用的按摩類型，雖然有些人認為它只是一種溫和的表層按摩，然而，其中的按摩手法從輕柔到充滿力量的不同變化，精心設計過的動作，可喚起身體的特定生理反應，進而幫助恢復體力、改善循環及延伸肢體的柔軟度。

瑞典式按摩操作的目標著重在『放鬆』，協助神經系統和緩下來，輔助循環，及幫助僵硬疲勞或受傷的身體得以鬆弛、修護。

圖－Per Henrik Ling（1776-1869）
來源：https://wellnessoptions.ca/exercise/

圖－1900年瑞典皇家體操中央學院推動綜合手動治療系統中的體操教學
來源：https://en.wikipedia.org/wiki/Pehr_Henrik_Ling

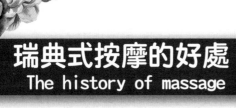

瑞典式按摩的好處
The history of massage

瑞典式按摩已經被發現有很多好處，包括：

（一）減少肌肉痙攣，疼痛和緊張

（二）釋放腦內啡，體內自然產生的止痛劑

（三）經由鬆弛來減緩內在焦慮

（四）改善血液循環

（五）改善淋巴引流

（六）增加身體靈活性

（七）減少因為體內組織液體積累所引起的腫脹（減輕水腫）

（八）平衡自然生命能量通過身體整體流動

（九）透過人性觸摸的舒適引發被按摩者的安寧感

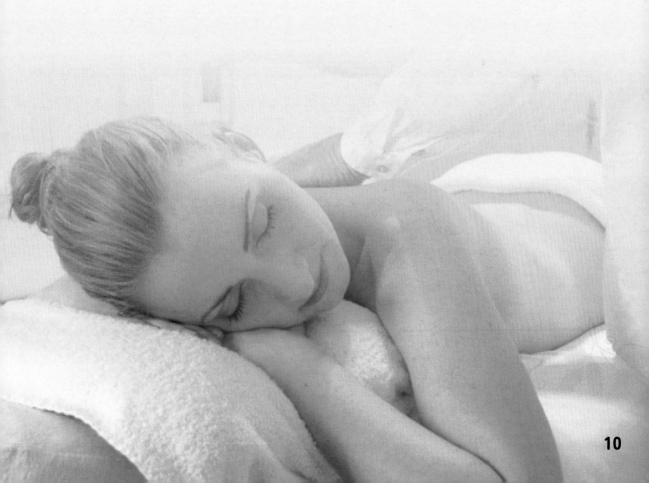

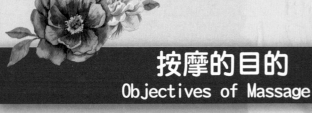

按摩的目的
Objectives of Massage

按摩的三大主要目的！

Soothing 舒緩

1. 放鬆被按摩者
2. 舒緩神經系統
3. 抒解肌肉痙攣
4. 緩和緊張

Stimulating 刺激

1. 強化血液循環，減輕阻塞狀況
2. 刺激淋巴流動，加速排除體內廢物
3. 改善肌肉張力，尤其在肌肉不活動的狀態下，通過增加肌 肉的血液供應和營養
4. 加強液體和廢物經由腎的排泄

Therapeutic 治療

1. 按摩有助於修復組織傷害
2. 助於減輕因為韌帶和肌腱受傷造成的水腫
3. 有助於改善關節的循環和營養，加速消除有害沉積物，減輕關節炎症和腫脹，緩解疼痛
4. 經由伸展結締組織防止形成粘黏，改善其循環和營養供應，減少纖維組織炎發生的危險

臨床實習
Clinic Practice

Hygiene 衛生

在任何時候都保持乾淨，保持頭髮
整潔，並保持剪短指甲。

1. 永遠使用優質的除臭劑
2. 永遠在每次按摩前後洗手
3. 永遠在桌上放置乾淨的毛巾

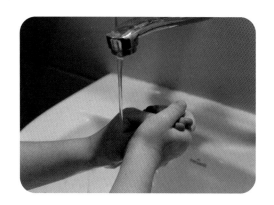

Clinic Environment 按摩室環境

1. 按摩室內保持柔和的照明（避免太亮的燈光）。
2. 試著讓按摩室成為一個平靜與安寧的地方。
3. 優美的輕柔音樂，建議也許可以在牆上掛一些解剖圖，點上蠟燭或點
   燃芳香精油。
4. 依照一般性的認知保持乾淨與清爽，使它成為您感到快樂和舒適的工
   作領域，這將 有助於安定你的心情和心態。
5. 你的工作環境也代表你是誰，同樣的，這也會吸引客人認知你適合這
   個工作，也適合你為他們服務。

Massage Tables & Anatomical Charts 按摩床和解剖

　　為了能夠合適地按摩，你需要有一張按摩床。一張好的攜帶式按摩
床必須具有正確的高度，或至少可調節高度，以保護您的背部，並能夠
對客人施與正確的壓力。它還必須是穩定和堅固的，同時建議最好重量
夠輕以便於攜帶。

　　佈置按摩工作室時，在牆上掛著解剖圖表是個很好的想法，因為你
將會發現這些圖表在向客人進行說明時，可以讓解說更為省力。

Use of Oils 使用按摩油

油,乳霜,滑石和軟膏可用於按摩以消除摩擦,依據個人的品味和方便性來選擇。植物油是優越的和最常被使用的。堅果萃取油需要謹慎使用,因為對某些堅果過敏是常見的症狀,永遠要與客人確認對哪些物質會產生過敏反應。將諸如薰衣草一類的精油添加到按摩油中是經常會使用的。

視需求而使用按摩油的分量。成對於有很多體毛的客人,使用大量的油,可能發生過度摩擦,產生灼熱感造成疼痛。要避免這樣的狀況發生。

Towels 毛巾

毛巾(或替代品)應該用於覆蓋客人,只露出需要按摩的區域,這對身體和客人心理都有好處。毛巾給予客人舒適和安全的感覺,能進一步幫助客人放鬆,毛巾可以建立心理安全屏障,讓客人更放心,特別是對女性客人的鼠蹊和胸部。學生需要運用常識和練習來發展一個良好的,更讓人放心的毛巾使用流程。

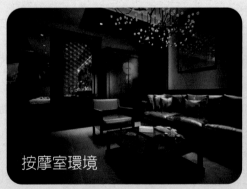
按摩室環境

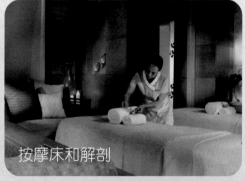
按摩床和解剖

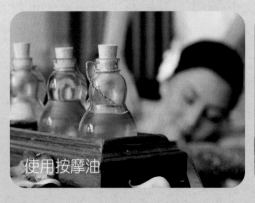
使用按摩油

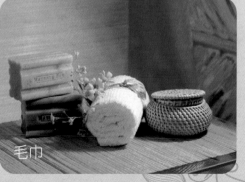
毛巾

按摩專有名詞和動作
Massage terminology and movements

- ✓ Anterior　身體正面
- ✓ Posterior　身體背面
- ✓ Superior　向頭部
- ✓ Inferior　向腳部
- ✓ Lateral　向外移動 – 拉開與按摩師距離的動作（向外側移動／離開中心線）
- ✓ Medial　向前移動 – 靠向按摩師的移動（趨向中央／中心線）
- ✓ Proximal　貼近–客人向治療師靠近
- ✓ Distal　離開，客人遠離治療師
- ✓ Prone　俯臥，面部朝下
- ✓ Supine　仰臥，面部朝上

▼主要施行方式(Major Methods of Treatment)：

每一項動作都是有其目的(each stroke has a purpose)

Effleurage　推撫動作

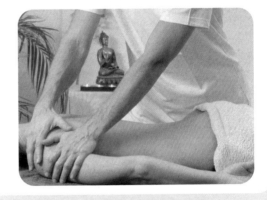

1. 以手掌進行的緩和推撫動作
2. 不論輕重都要保持緩慢
3. 刺激循環
4. 溫暖肌肉
5. 每次按摩的初始與結束動作

Petrissage　揉捏動作

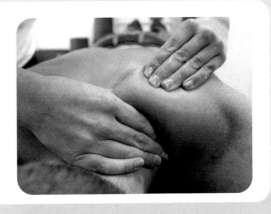

1. 搓揉、擠壓與滾碾
2. 可以減輕痙攣和阻塞
3. 刺激不常使用的肌肉
4. 增進循環，消除疲勞

14

Friction 磨擦動作

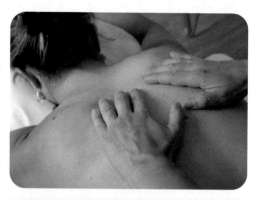

1. 對肌肉及關節部位進行深層的摩擦動作
2. 分解在關節、筋、腱鞘周邊的濃厚沉積組織
3. 有助於經由淋巴系統排除代謝廢物

Tapotement 拍擊動作

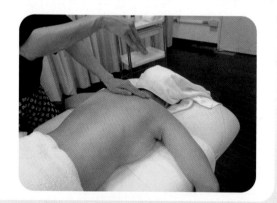

1. 啄、杯、劈、拳
2. 打散大塊肌肉區域的阻塞
3. 刺激肌肉
4. 促進肌肉的血液循環

Stretch 伸展動作

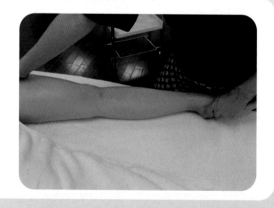

1. 促進肌肉的張力與彈性
2. 維持關節部位的運動順暢
3. 增進關節、筋、腱鞘周邊肌肉的伸展及柔軟度
4. 促進肌肉的血液循環

– Always Make Contact With The Clients Body In A Secure And Confident Way And Remain Focused On The Client for the Entire Session –

　　始終以安全和自信的方式與客人的身體保持接觸，並且在整個過程中保持專注力於客人身上。

按摩動作的施行原則

Effleurage 推撫

◆是一種流暢的、均勻的、滑動的接觸。通常在每次接觸輕撫過程中保持一致的力道，但是在連續的輕撫動作中可能增加或是減少力道。

◆在所有按摩中這是最具安撫性的按摩，輕撫通常順著肌肉纖維表面的方向進行或是推向心臟。

◆中等力道的輕撫常用於推動靜脈內的液體，輕柔的輕撫適用於促進淋巴液流動。深層的輕撫適用於受傷的肌肉組織。

Longitudinal/Superficial 縱向的/表層的輕撫

◆是在按摩的啟始階段進行，塗抹按摩油，同時給予客人初始的溫暖與舒適。輕撫應該使用雙手同時進行，以求覆蓋大面積區域。

◆雙手一直保持與皮膚接觸。在輕撫結束之前以環型滑動全面來收尾，比突然停止以及改變方向更讓人覺得愉快。

◆每次輕撫從開始到結束應該涵蓋按摩肌肉的全部長度，一個區塊到一個區塊。同時應該儘可能的緩慢以便於觀察肌肉組織的感受反應。試著感受那些比較有緊繃僵硬感的區域多於周邊的範圍。

◆輕撫的主要功用是刺激循環，並且判別出肌肉緊繃的區塊。

Transverse/Superficial 橫向的/表層的輕撫

◆與上述相同進行的手法，但卻是動作與肌肉纖維的走向成交錯。

◆橫向輕撫的效果對刺激循環沒有縱向輕撫來的有效，但卻是非常好的檢視方式。軟組織中的緊繃會造成縱向肌肉組織硬結成塊。當輕撫經過這些肌肉時，因為無法平順地的從手下滑過，這些硬結的肌肉可以輕易地被感受出來。

◆橫向輕撫有助於鬆弛並且將這些繃緊在一起的肌肉個別獨立分開。

Petrissage 揉捏

◆是一種使用拇指及配合其他手指之間，進行抓捏、搓揉和滾碾的技術，以單手，雙手同時或是交錯進行。

◆這種技術將組織從骨頭上提拉起來或是與更深層的組織分開，因此進組織的運動以及血液流動。

◆揉捏是一種暖身按摩，在肌肉組織裡產生熱，同時對神經系統適度地產生刺激作用。

◆揉捏可以作為一種觸診按摩來檢查組織，同時作為對異常組織的舒緩。

◆搓揉使用雙手以一種流暢且具節奏感方式進行，兩手輪流完全張開抓拿肌肉，然後擠壓並提拉起組織。當一隻手從握緊鬆開時，另一隻手在旁邊則緊抓肌肉，非常像是揉麵團。

◆搓揉必須保持雙手穩定的節奏，同時這種技巧應該在身體的特定部位上下緩慢施行。

◆這種技術刺激血液循環，大致上鬆軟組織，並且有加熱肌肉效果。

Friction 摩擦

◆摩擦技術是影響身體的強力有效工具，用於加熱溫暖組織以便於觸診與檢查和治療。

◆摩擦按摩主要有兩類：表層摩擦與深層摩擦。表層摩擦和深層摩擦並非使用大力壓迫，而是以摩擦的動作對各層組織發生影響。

◆表層摩擦主要影響皮膚與與外層筋膜，而深層摩擦主要影響肌肉層。

◆表層摩擦對神經系統是一種刺激式的按摩，它主要是在皮和表層筋膜及肌肉產生熱能，讓它們因此更加柔軟。

◆深層摩擦用於軟化或鬆弛肌肉粘黏，傷痕組織和纏結的緊密纖維組織區域，需要使用儘可能大的壓力，但保持在客戶的疼痛忍受範圍內的高靈敏度。這技術適合用於深層組織按摩。

Tapotement 拍擊

◆它是指放鬆手腕和手指，以有節奏的，一般快速的方式銳利地拍擊身體。拍擊有時被分類為敲打技術，可以使用雙手同時或是單手兩種模式輪流使用。

◆這種快速的動作以手肘施力，保持手腕放鬆，並且雙手一接觸到皮膚就離開。

◆輕扣對神經系統是非常刺激的。當你拍打肌肉時，會造成肌肉的輕微伸展，這對溫暖組織是非常好的，通常用於運動前按摩。

◆拍擊技術的類型分為：啄、杯、劈、拳。

⚠ 避免直接在脊椎、要害位置、瘀傷、創口、發炎等部位使用這種技術，也避免用在骨關節炎患者與老年客戶。

Stretch 伸展

◆是肌肉及骨骼關節間做伸展與放鬆，連續或停留動作。讓肌肉與骨骼關節能有舒展的機會，促進身體各部位的循環通暢。

◆通常按摩伸展動作會安排在完成推撫、揉捏、摩擦及拍擊手法之後進行。

◆操作伸展動作時要注意每一個人的柔軟度不同，力道張力應該慢慢的增加幅度，並詢問客人的耐壓度再做調整。尤其是小孩老人及沒有運動習慣的人操作時要特別小心注意。

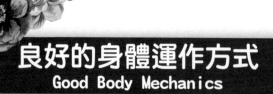

良好的身體運作方式
Good Body Mechanics

為了盡量減少疲勞和防止受傷，我們要運用正確的身體結構來對應和調整。

要讓身體能流暢的移動時，須盡量利用全身的動作和力量來完成，盡可能不要上半身的動作只使用上半部的特定肌肉群，若能動用全身的力量來移動肩膀、手臂、手、手指和拇指會更順暢且安全。相同的，進行下半身的動作時，運用整個身體的能量，才能具有力量和穩定性，例如要抬動重物時，不能只使用手部的肌肉及力量，綜合腿部、腰部及手部等的動作，能更穩定的完成目的，並減少身體受傷的機會。

通過整個身體移動的動作因而會增加按摩的流動性和節奏。以彎曲的膝蓋壓低重心來增加你的穩定性。你可以用雙腳與肩同寬的姿態增加你的平衡。稍微彎曲的膝蓋也可以作為減震器改善你的平衡。

按摩是一個對體力要求很高的職業，需要力量強度和靈活性，所以要保持使用良好的身體運作方式，並照顧好自身的健康和福祉。

Hand Positions　手部部位

手部用於按摩，有五個不同的部位 :

✓ Palmar 手掌－在所有的輕撫按摩一般使用手掌
✓ Digital 指尖－在揉捏和摩擦發動作中大多使用指尖
✓ Radial 橈骨－手部的橈骨側就是大拇指那一側；拇指指根常用於深層磨擦動作和摩擦
✓ Ulnar 尺骨－手部的尺骨側就是小指的那一側，常用於一些深層的磨擦動作（也會使用到小臂）
✓ Dorsal 手背－手背有時會用於頸部與肩膀按摩

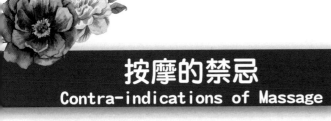

按摩的禁忌
Contra-indications of Massage

不可進行按摩的狀況（按摩的禁忌症狀）

　　按摩的禁忌症狀是指在某種狀況下，以瑞典式按摩作為治療方式會是危險的，或不該被採用的。所以按摩前的諮詢了解是常必要的。

下列是禁忌症狀：

◆重度心臟病
◆靜脈曲張
◆開放性或是被感染的傷口
◆肌肉組織撕裂或發炎
◆骨折
◆傳染性皮膚炎，癬等
◆在重病的復原期中
◆各種癌症
◆18 歲以下的青少年
◆任何你所不能確認的狀況和問題

　　這表示當你有疑問時不可以按摩，先諮詢醫生建議（可以是家庭醫生或物理治療醫生、骨科醫生或整脊師）。

⚠ 請注意：作為按摩師，如果你發生傳染性疾病，也不可以提供按摩，例如。感冒，流感，皮疹等。

Draping procedures for massage 按摩的覆蓋程序

◆當在按摩學校環境中進行按摩治療時，需要適當和保守的覆蓋技術。
◆覆蓋應該一直遮掩未被治療的身體部分。
◆在安排覆蓋時，客人不應該非必要的暴露身體敏感部位，客人應該對治療他們的人感到放心和舒適。
◆覆蓋動作應該是很職業，很專業化的處理。
◆客人的舒適性是至關重要的，如果覆蓋很緊或不舒服，或因為太熱或太冷造成不適，可能無法達到按摩的正面效果。
◆當你熟練了瑞典式按摩，你的覆蓋技巧將需要變得更靈活，以進行各種檢查和治療的技術。

Use of Towels (Draping) 毛巾的使用（覆蓋）

尊重客人的身體是最重要的，其他有些事項是禁忌，有些則不是。

◆必須保持客戶溫暖

◆保障客人的尊嚴

◆保護客人的內衣不被按摩油沾染

◆毛巾同時保護按摩床不被按摩油沾染

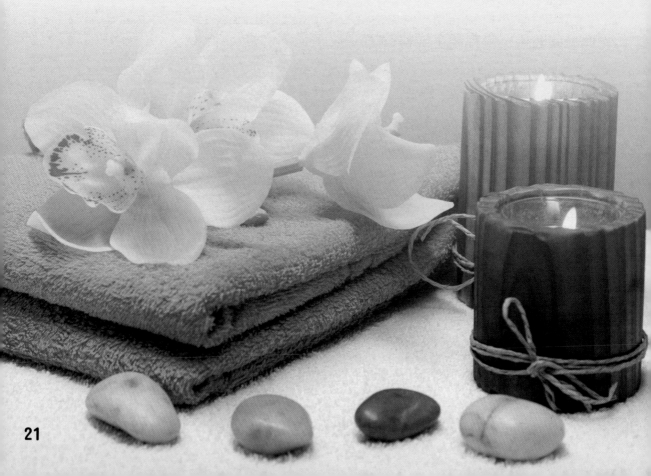

Part.2
證照檢定學習資料庫

RAFA瑞典式按摩國際認證考試流程與說明

考試流程與說明

考試時間\組別	A組	B組
50分鐘	學科	學科
45分鐘	術科	×
45分鐘	×	術科

1. 考試包括學科50分鐘（50題選擇題）、術科45分鐘（含換場準備20分鐘、術科操作25分鐘），70分（含）以上及格，學術科有一科不及格則為不及格。
2. 測試時不需自備模特兒，由A、B組考生互相進行術科操作，考生請於考試前自行找人配對。
3. 學科考試請詳閱課本學科考試題庫，由題庫抽選50題考試；術科考試將由「俯臥姿勢的腿部及臀部」、「背部」「仰臥姿勢的腿部按摩」、「腹部、手部」、「前胸、肩頸部及臉部」等五個部位中抽選一個部位進行術科操作測驗。
4. 術科考試自備材料：工作服（白色上衣）、大毛巾二條（鋪床及覆蓋模特兒）、小毛巾四條、中毛巾二條、按摩油、玻璃缽。

術科測驗辦法與評分說明		
項目		內容
瑞典式按摩手技 100%	測驗流程	
	測驗項目	按摩部位（五抽一），展示按摩手法二十分鐘 1. 俯臥姿勢的腿部及臀部 2. 背部 3. 仰臥姿勢的腿部 4. 腹部、手部 5. 前胸、肩頸部及臉部
	測驗時間	共25分鐘 （含工作前準備5分鐘，按摩手技20分鐘）
	術科總分	100分
	評分項目	1. 工作前準備（10分）
		2. 全程對客戶的保護（20分）
		3. 手法的展示（70分）

		評審內容	配分	合計
檢定項目 — 瑞典式按摩 100%	(一) 工作前準備	1. 正確的使用毛巾	2%	10%
		2. 考題部位露出的正確度	2%	
		3. 事先將油倒在缽內並使用合格產品	2%	
		4. 服裝儀容與衛生	4%	
	(二) 全程對客戶的保護	1. 服務流程輕柔舒緩	5%	20%
		2. 全程操作，除按摩部位都需有毛巾覆蓋	5%	
		3. 按摩者移動模特兒肢體時重心換位正確	5%	
		4. 適量使用按摩油	5%	
	(三) 手法的展示	1. 服貼度	10%	70%
		2. 力道的適當性	10%	
		3. 手技的連貫性與熟練度	10%	
		4. 身體考題範圍之完整操作	10%	
		5. 操作姿勢與身體施力正確度	10%	
		6. 手技運用 (掌、指、拳、上臂、手肘部等) 正確性與適當性	10%	
		7. 推撫、揉捏、摩擦、拍擊及伸展等手法展現	10%	

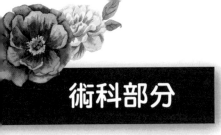

術科部分

課本中分別示範五題術科試題動作，屆時由應試者自由選取操作。

◆須包含推撫、揉捏、摩擦、拍擊及伸展等手法展現。

◆操作時間20分鐘。

第一試題：俯臥姿勢腿部及臀部

第一部分：工作前準備（5分鐘）

一. 操作者穿著儀容整潔、手指不留長甲並保持清潔

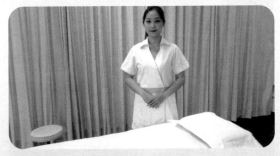

操作者穿著儀容

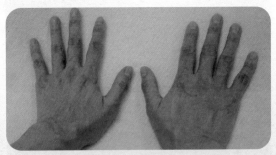

操作者手指

二. 鋪床

1. 步驟背面：

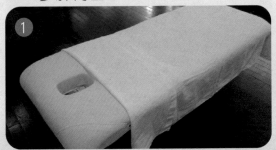

大毛巾鋪床

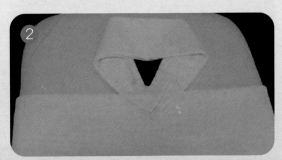

鋪頭枕

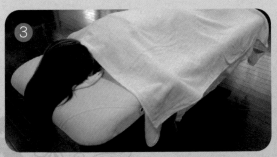

模特兒趴上床並用大毛巾覆蓋全身

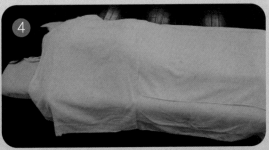

中毛巾橫蓋上半身、下中毛巾直蓋下半身

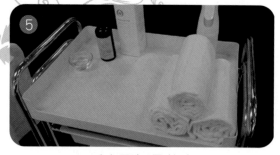

毛巾要折疊整齊

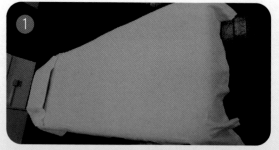

按摩油倒至缽

2. 步驟正面：

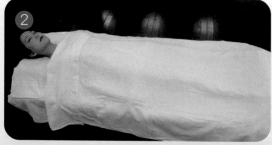

大毛巾鋪床暨枕頭（頭巾）

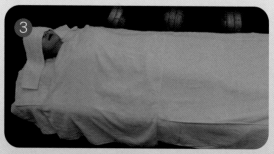

模特兒躺上床並用大毛巾覆蓋全身

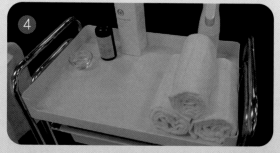

上中毛巾橫蓋上半身、下中毛巾直蓋下
半身、小毛巾眼睛覆蓋

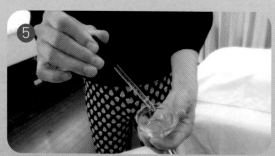

毛巾要折疊整齊

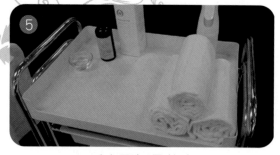

按摩油倒至缽

▼ 按摩前之暖身啟動（僅示範動作，術科考試不須操作亦不列入評分）

1. 輕晃搖動模特兒，放鬆全身

雙掌輕放背部，由上背至腳跟再回至上背左肩

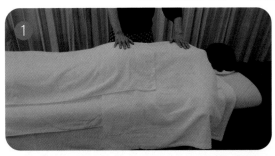

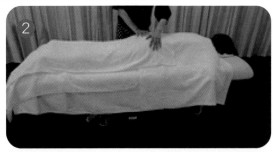

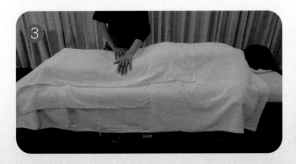

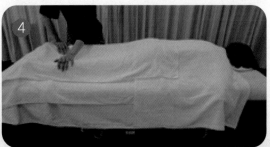

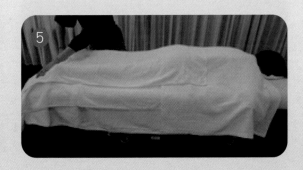

2. 雙手掌壓安撫全身
   (1) 站立模特兒的身側，操作順序：

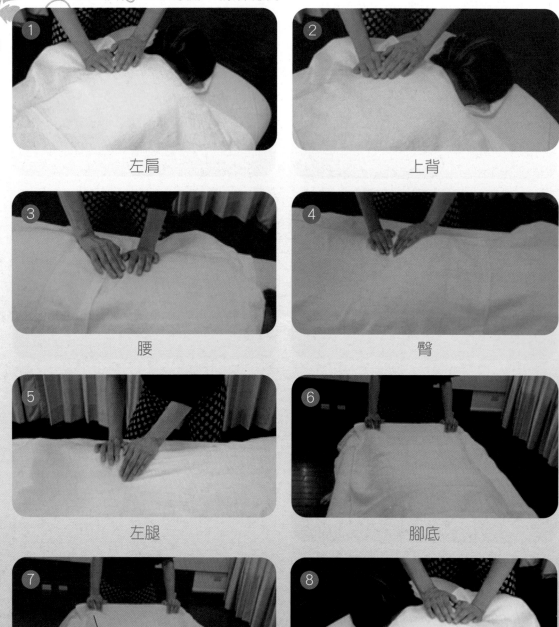

左肩　　　　　　　　　　上背

腰　　　　　　　　　　臀

左腿　　　　　　　　　　腳底

右腿→臀→腰→上背　　　　　　回到右肩

(2) 雙肩→兩手上臂

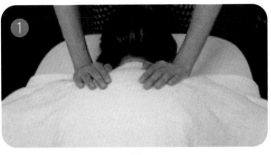

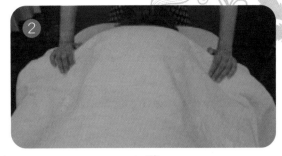

肩   上臂

(3) 五指扣住頭蓋骨下髮際線揉捏而上，順髮順氣3次

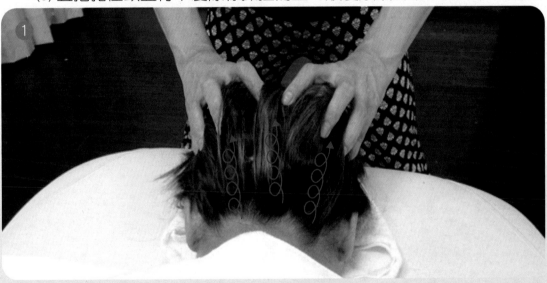

順髮順氣手技1

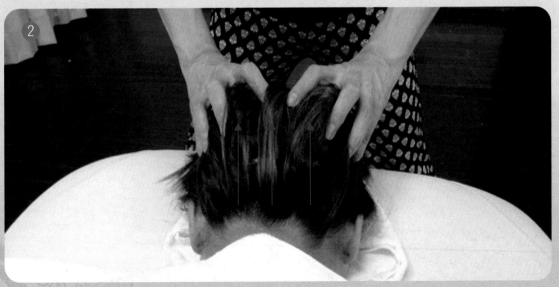

順髮順氣手技 2

(4) 輕彈手指甩手

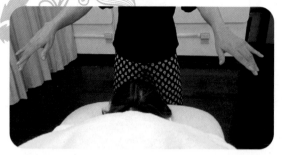

(5) 握持

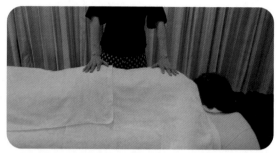

(6) 進行腳部的清潔

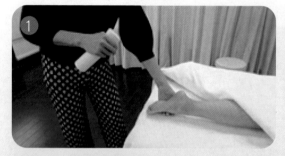

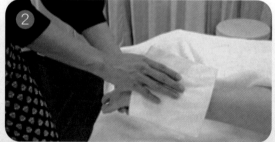

(7) 手部的清潔

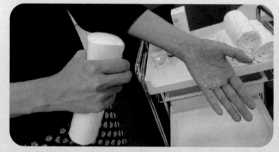

第二部分：按摩操作示範及解說（20分鐘）

▼準備動作1

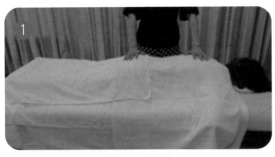

站立身側

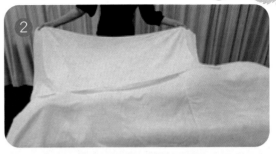

拉開工作側腿部的中毛巾

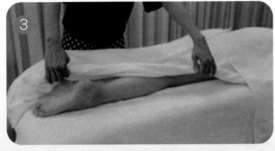

大毛巾向內捲起
露出被操作的腿部至雙腿間

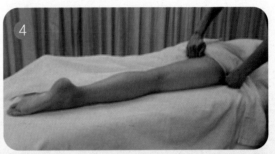

塞進底褲邊緣（毛巾需折疊整齊）

▼準備動作2：在按摩部位均勻的施油

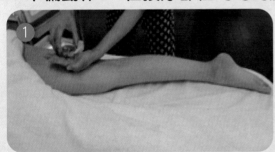

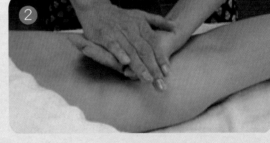

取油

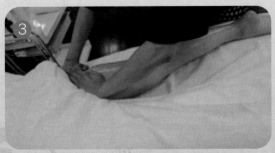

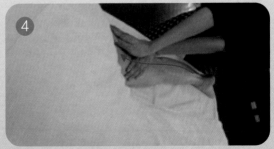

由下往上從小腿推滑至大腿

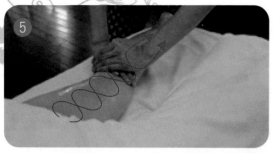

雙手掌交叉往下至膝窩

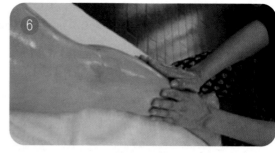

順滑小腿

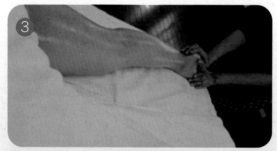

雙掌包覆腳底腳背

▼ 按摩動作

一. 推撫動作Effleurage，操作位置臀部及腿部

右手先上、左手並列在旁，從臀部直線拉下至小腿→腳跟→腳底及腳背圖。

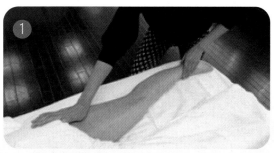

推撫動作Effleurage

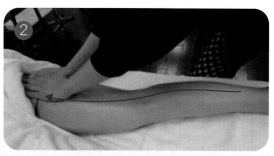

操作位置臀部及腿部

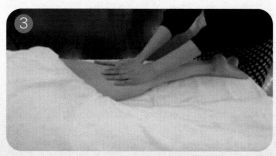

左手並列在旁

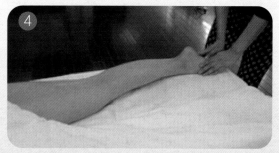

至→腳跟→腳底及腳背

二. 推撫動作Effleurage，操作位置臀部

沿著臀線推撫往上單手互相交替，由臀部內側到外側圖，再由外側回到內側圖。動作重複3次。

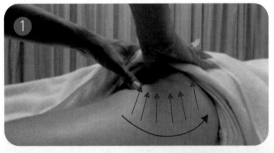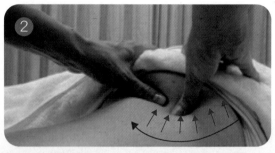

沿著臀線用大拇指交替做揉捏動作

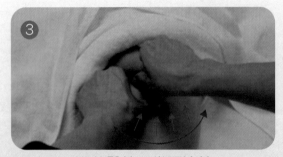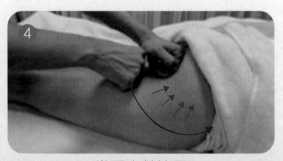

沿著臀線用拳頭滾轉　　　　　　　　拳頭交替擠壓

三. 摩擦動作Friction，操作位置臀部

動作皆沿著臀線由臀部內側到外側，再回到內側。動作重複3次。

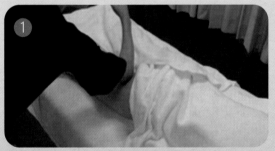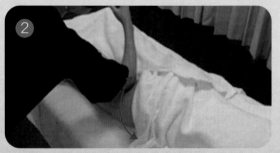

沿著臀線右手肘深層的摩擦　　　　　沿著臀線由臀部內側到外側

四.拍擊動作Tapotement，操作位置臀部

　　分別用指啄、杯扣、手刀及拳頭方式，輕擊將臀部整個做拍打的動作。
動作需要有韻律感且力道適中。

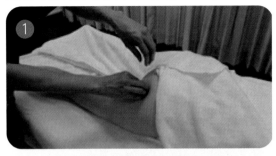

指啄

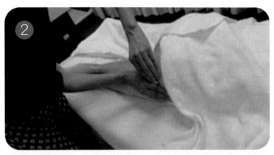

杯扣

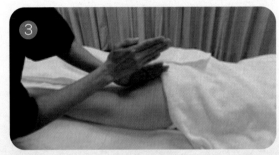

手刀

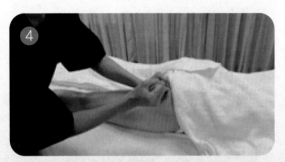

拳頭

五.推撫動作Effleurage、揉捏動作Petrissage，伸展動作Stretch操作位置小腿，腳後跟兩側，腳背及腳掌

　　操作者坐在床上將模特兒的膝蓋彎曲腳背靠在肩膀

1. 右手虎口張開由腳後阿基里斯腱的位置做輕撫的動作的，來回數次。

2. 兩手大拇指在腳後跟的兩側，阿基里斯腱旁做揉轉的動作，來回數次。

3. 雙手抓住腳背往外伸展，雙手四個指頭按壓腳掌數次(同時進行)。

4. 左手輕握腳踝固定，右手握起拳頭在腳掌轉動滑動數次。

5. 承上動作，右手抓著腳尖讓腳踝向右轉三圈再左轉三圈。

6. 承上動作，手掌貼著腳掌往下按住伸展停留幾秒，再往反方向腳背往下
　 伸展，停留數秒。

7. 有腳後跟做輕撫的動作滑至膝蓋後側再回到腳後跟數次。

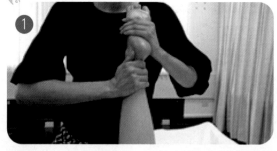

操作者坐在床上將模特兒的膝蓋彎曲腳背靠在肩膀

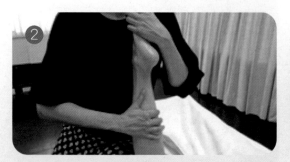
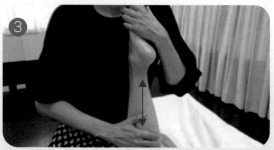

右手虎口張開由腳後阿基里斯腱的位置做輕撫的動作，來回數次

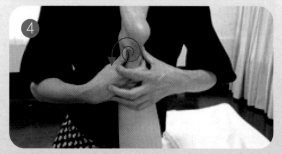
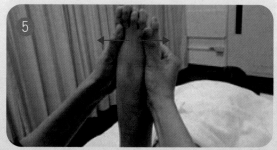

兩手大拇指在腳後跟的兩側，阿基里斯腱旁做揉轉的動作，來回數次

雙手抓住腳背往外伸展

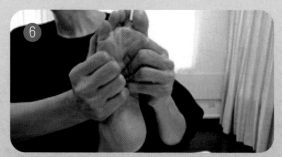
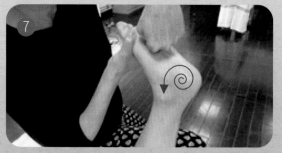

雙手四個指頭按壓腳掌數次(同時進行)

左手輕握腳踝固定，右手握起拳頭在腳掌轉動滑動數次

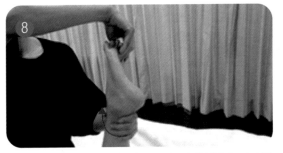

承上動作，右手抓著腳尖讓腳踝向右轉
三圈再左轉三圈

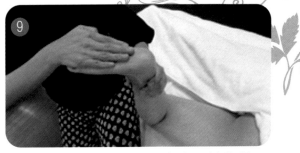

承上動作，手掌貼著腳掌往下按住伸展
停留幾秒

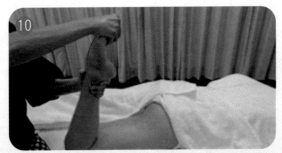

再往反方向腳背往下伸展，停留數秒

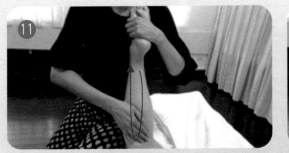

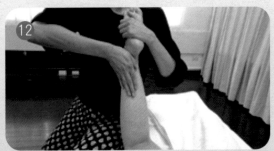

由腳後跟做輕撫的動作滑至膝蓋後側再回到腳後跟數次

六. 運用推撫動作Effleurage、揉捏動作Petrissage. 拍擊動作Tapotement操作位置小腿部位

1. 右手左手接連著做推撫動作，由腳後跟兩側，長的滑動至膝蓋後側連續重複動作。身體後弓箭步平行於腿部。

2. 接下來面向小腿，雙手虎口張開，做向中間滑動的推撫，整個小腿來回操作。重複三次。按摩的時候手不能同時離開模特兒的身上。

3. 大拇指加食指中指做啄捏的動作，兩指拍打，拳頭輕敲。整個小腿來回操作。

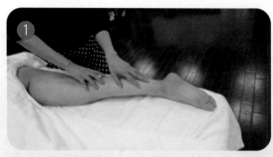

右手左手接連著做推撫動作，由腳後跟兩側，長的滑動至膝蓋後側連續重複動作。身體後弓箭步平行於腿部

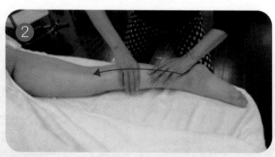

接下來面向小腿，雙手虎口張開，做向中間滑動的推撫，整個小腿來回操作

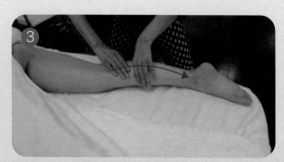

重複三次。按摩的時候手不能同時離開模特兒的身上

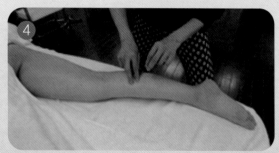

大拇指加食指中指做啄捏的動作，整個小腿來回操作

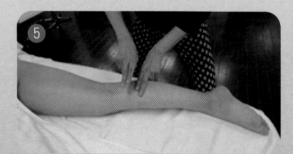

兩指拍打，整個小腿來回操作

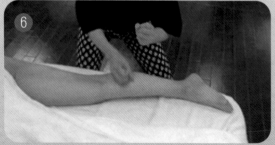

拳頭輕敲，整個小腿來回操作

七. 推撫動作Effleurage操作位置小腿部位

　　兩姆指併行由腳後跟的中心點推至膝蓋後側，打開後回到腳後跟。同樣動作小腿的內側操作，終點回到膝蓋後側中心點，再由小腿外側操作終點回到膝蓋後側中心點。然後用右手掌在膝蓋後側繞圈數次。操作者姿勢採前弓箭步。

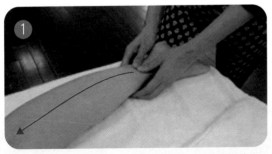
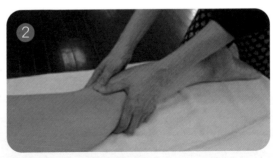

兩姆指併行由腳後跟的中心點推至膝蓋後側

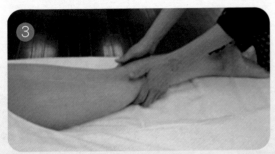

打開後回到腳後跟

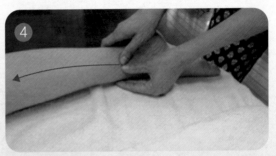

同樣動作小腿的內側操作，
終點回到膝蓋後側中心點

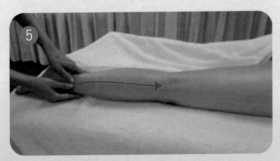

再由小腿外側操作
終點回到膝蓋後側中心點

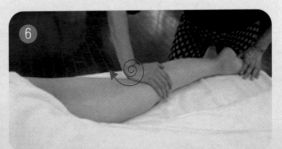

然後用右手掌在膝蓋後側繞圈數次。
姿勢採前弓箭步

八. 推撫動作Effleurage操作位置大腿、臀部位置

1. 右手左手接連著做推撫動作，由膝蓋後側長的滑動至大腿及臀部連續重複動作，身體後弓箭步平行於腿部。

2. 面向大腿雙手虎口張開，做向中間滑動的推撫，整個大腿至臀部來回操作。要注意大腿內外側都要做到。

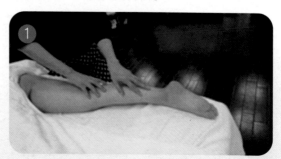

右手左手接連著做推撫動作，由膝蓋後側長的滑動至大腿及臀部連續重複動作，身體後弓箭步平行於腿部

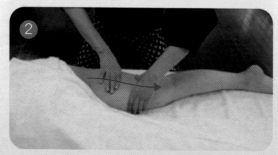

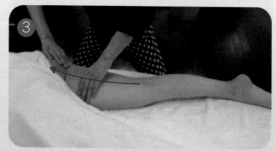

面向大腿雙手虎口張開，做向中間滑動的推撫

整個大腿至臀部來回操作。要注意大腿內外側都要做到

九. 摩擦動作Friction、.拍擊動作Tapotement操作位置大腿、臀部位置

1. 雙掌接連著做摩擦動作，面向大腿方向由左斜方來回摩擦數次，再向右斜方來回摩擦數次。

2. 接下來做捏啄、杯扣、手刀及拳頭連續拍打輕敲。整個大腿至臀部來回操作。

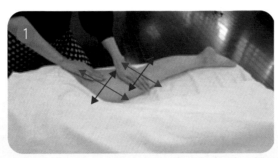

雙掌接連著做摩擦動作，面向大腿方向由左斜方來回摩擦數次，
再向右斜方來回摩擦數次

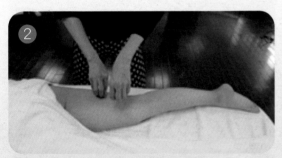

捏啄

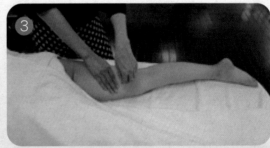

杯扣

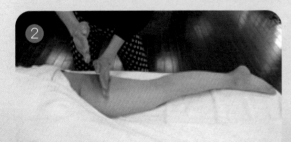

手刀

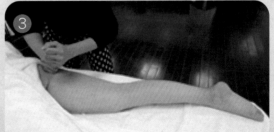

拳頭，連續拍打輕敲。
整個大腿至臀部來回操作

十.摩擦動作Friction操作位置大腿,臀部位置

　　兩姆指併行由膝蓋後側的中心點推滑至臀中,打開後回到膝蓋後側。同樣動作由膝蓋內側自大腿操作,內側單手操作,終點回到臀中,再由膝蓋外側操作終點回到臀中。各操作一次。

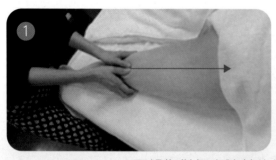
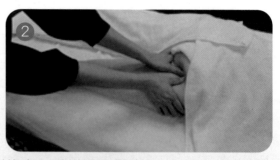

兩姆指併行由膝蓋後側的中心點推滑至臀中

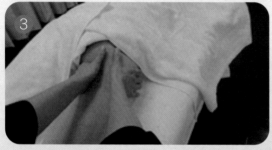
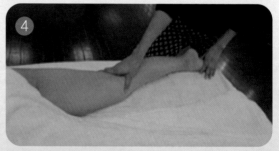

打開後回到膝蓋後側　　　　　　同樣動作由膝蓋內側自大腿操作

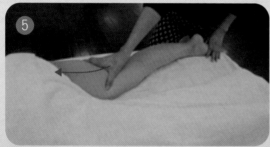

內側單手操作,終點回到臀中

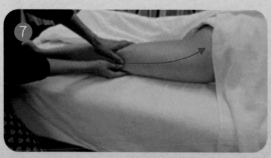
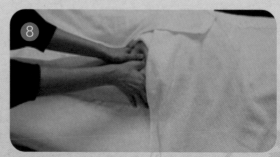

再由膝蓋外側操作終點回到臀中。各操作一次

十一. 伸展動作Stretch操作位置大腿、鼠蹊部、小腿及腳背部位

　　1.將膝蓋彎曲往大腿的方向伸展壓迫，右手夾在兩腿之間，停滯數秒。

　　2.承上動作，右手握住腳踝左手扶住膝蓋往上伸展，放下放鬆。

　　3.膝蓋伸直雙手握住腳踝往下伸展拉直。

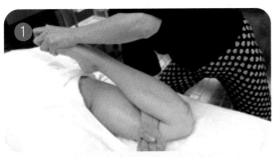

將膝蓋彎曲往大腿的方向伸展壓迫，右手夾在兩腿之間，停滯數秒。

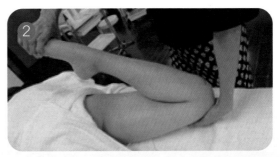

承上動作，右手握住腳踝左手扶住膝蓋

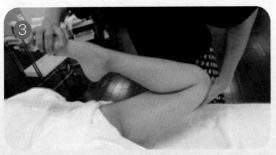

承上動作，右手握住腳踝左手扶住膝蓋往上伸展，放下放鬆

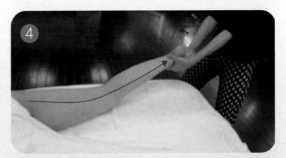

膝蓋伸直雙手握住腳踝往下伸展拉直

十二. 推撫動作Effleurage，操作位置臀部及腿部

順序同按摩動作1，重複三次。模特兒右腳完成操作後，先使用毛巾覆蓋，再換左腳操作。

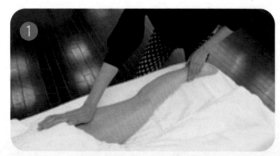

推撫動作Effleurage

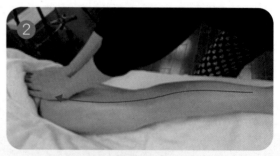

操作位置臀部及腿部

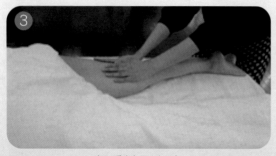

左手並列在旁

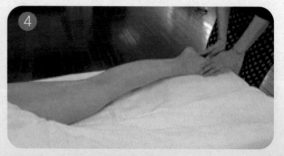

至→腳跟→腳底及腳背

第二試題：背部

第一部分：工作前準備（5分鐘）

如前述鋪床的『步驟背面』動作

第二部分：按摩操作示範及解說（20分鐘）

▼準備動作1

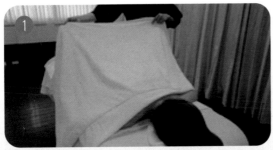

站立身側，拉開上半身的中毛巾

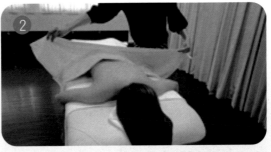

大毛巾往下拉至臀部

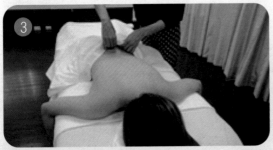

內捲在模特兒的底褲，毛巾需整理平順

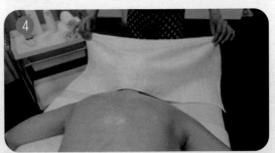

頭巾包覆頭髮

▼準備動作2：在按摩部位均勻的施油

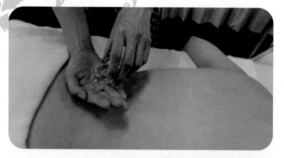 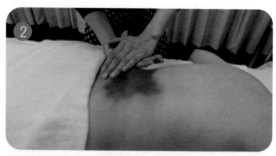

取油，勻油動作

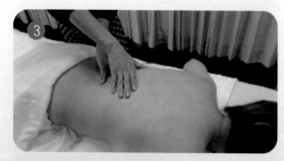 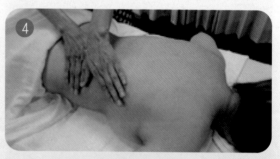

腰部　　　　　　　　　　　由腰部往上至背部

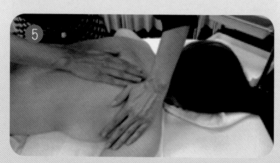 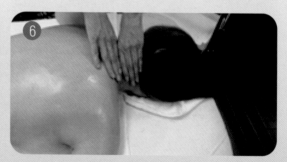

背部　　　　　　　　　　　後頸

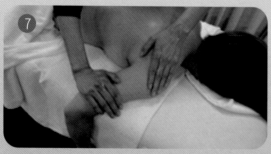

上手臂。腰部往上，整個背部、後頸及
上手臂均勻的施油

▼按摩動作

一.摩擦Friction，推撫動作Effleurage操作位置脊椎兩側，站立身側

1. 右手二指先從頸椎下方兩側一直滑到脊椎尾端，左手同樣動作兩手交替操作。

2. 雙掌並行在肩部同時往下滑沿著脊椎兩側至腰部。重複三次。按摩的時候手不能同時離開模特兒的身上。

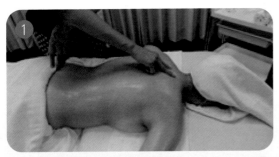 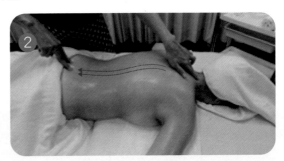

右手二指先從頸椎下方兩側一直滑到脊椎尾端，左手同樣動作兩手交替操作

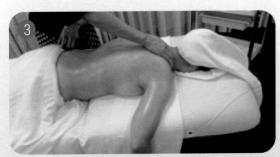 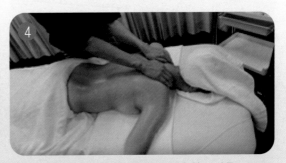

右手先放置肩部

雙掌並行在肩部同時往下滑
沿著脊椎兩側至腰部

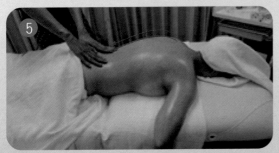

重複三次。按摩的時候手不能同時離開
模特兒的身上

二. 推撫動作Effleurage，操作位置腰部背部上手臂部

1. 雙掌並列從腰部沿著脊椎兩側往上推撫自肩膀分開，滑至肩膀，上臂。沿著腰部兩側回到開始的位置，動作重複3次。

2. 承上動作雙掌並列從腰部沿著脊椎兩側往上推撫自肩膀分開，在上背的部分雙手畫圓，動作重複三次。

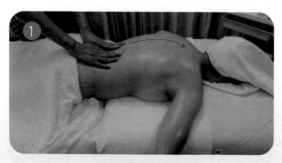 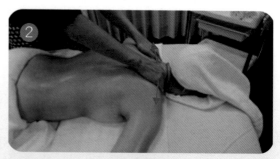

雙掌並列從腰部沿著脊椎兩側往上推撫自肩膀分開

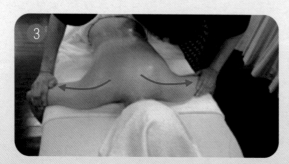 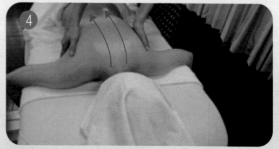

滑至肩膀，上臂

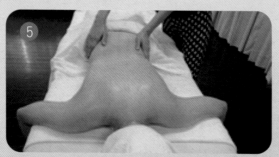

沿著腰部兩側回到開始的位置，動作重複3次

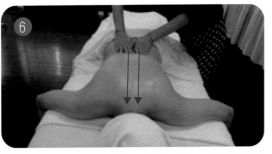
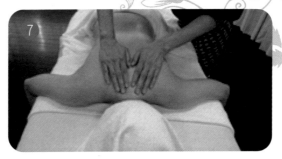

承上動作，雙掌並列從腰部沿著脊椎兩側往上推撫自肩膀分開

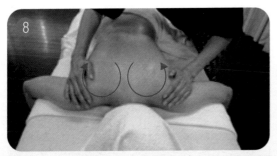
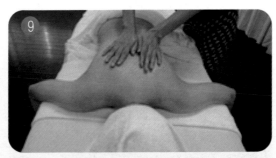

在上背的部分雙手畫圓，動作重複三次

三. 揉捏動作Petrissage，操作位置肩部

1. 雙手虎口張開分別在雙肩同時做揉捏的動作重複。
2. 雙手在單邊肩膀交替做揉捏，動作重複。然後換邊操作。

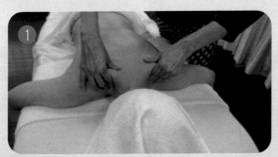

雙手虎口張開分別在雙肩同時做揉捏的動作

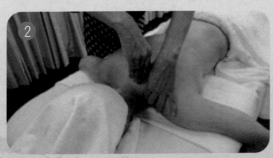
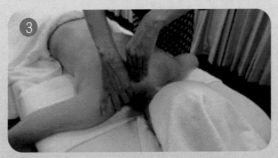

雙手在單邊肩膀交替做揉捏

50

四. 摩擦動作Friction推撫動作Effleurage揉捏動作Petrissage，操作位置頸部

1. 側身站立雙手虎口張開同時做正反方向摩擦的動作，重複數次。
2. 先單手進行揉捏動作，再雙手來回交替揉捏，重複數次。
3. 身體移動至模特兒頭上方，雙手握拳由頸部兩側滑至肩膀，來回動作重複三次。

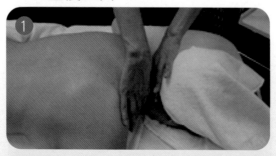
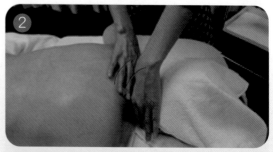

側身站立雙手虎口張開同時做正反方向摩擦

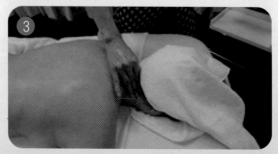
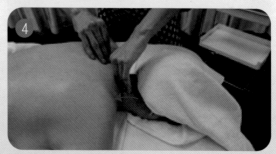

單手作揉捏動作，再雙手來回交替揉捏

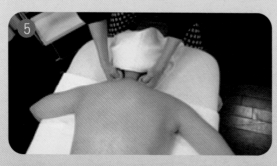
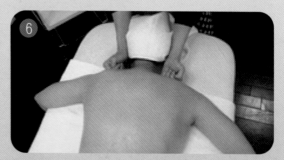

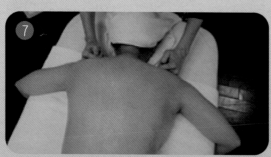
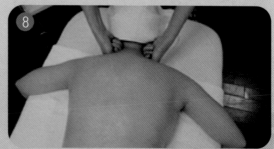

身體移動至模特兒頭上方，雙手握拳由頸部兩側滑至肩膀

五. 推撫動作Effleurage，操作位置背部手臂

　　雙掌沿著肩膀-脊椎兩側往下滑至腰部，雙手外開沿著側身回至肩膀再推往上手臂，並在手肘的地方畫圈摩擦再回到肩膀。動作重複3次。

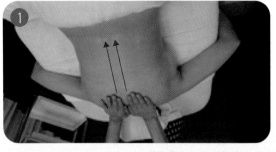
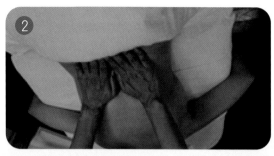

雙掌沿著肩膀-脊椎兩側往下滑至腰部

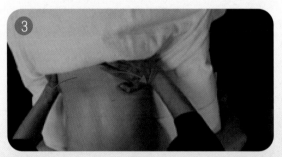
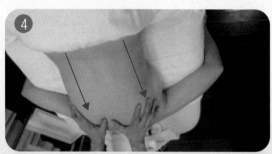

雙手外開沿著側身回至肩膀

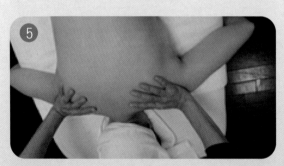
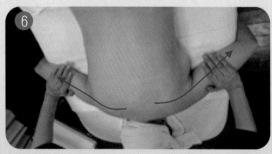

再推往上手臂

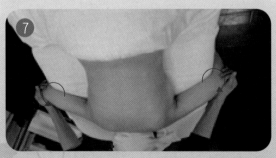
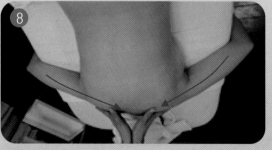

並在手肘的地方畫圈摩擦再回到肩膀。動作重複3次

六. 推撫動作Effleurage、揉捏動作Petrissage，操作位置腰部、臀部上方及單邊背部

1. 站立側身雙手交疊，先從外側的腰臀部做深層揉捏的動作，途徑以8字回到臀腰部內側。

2. 承上動作，回到對側腰臀接著揉捏動作由腰往上單邊背部的位置做按摩動作。1及2重複三次後，再換邊操作。

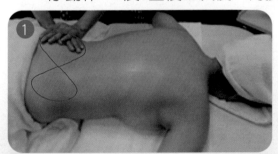
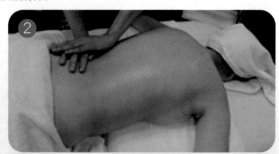

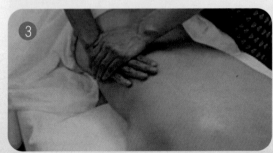
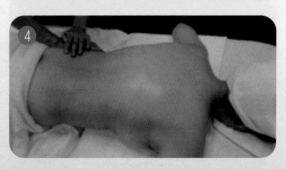

站立側身雙手交疊，先從外側的腰臀部做深層揉捏的動作，
途徑以8字回到臀腰部內側。

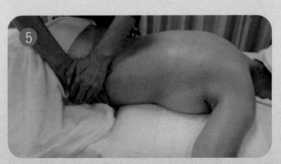
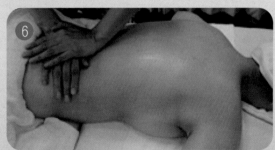

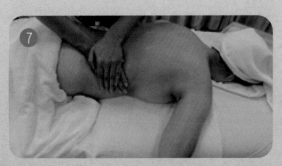
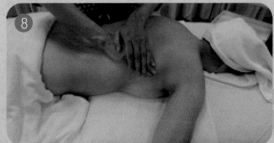

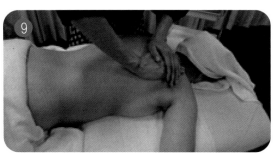
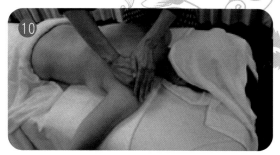
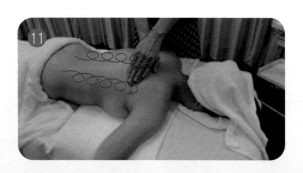

承上動作，回到對側腰臀接著揉捏動作由腰往上單邊背部的位置做按摩動作。

1及2重複三次後，再換邊操作。

七.摩擦動作Friction，操作位置脊椎兩側

1. 左右手大拇指在脊椎側邊做連續交替的深層長摩擦，由腰椎一直到頸椎下方再從肩膀滑至手臂手指頭回到腰部連續動作重複三次。
2. 同樣位置雙拇指按壓在脊椎外側後往外撥開。由腰椎一直到頸椎下方。連續動作重複三次，以上兩個動作之後，換邊操作。

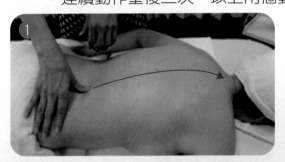
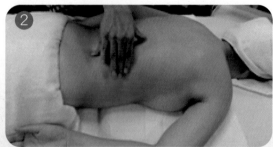

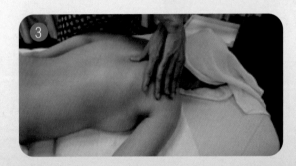
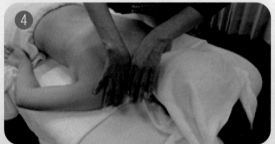

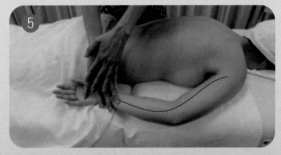

左右手大拇指在脊椎側邊做連續交替的深層長摩擦，
由腰椎一直到頸椎下方再從肩膀滑至手臂手指頭回到腰部。

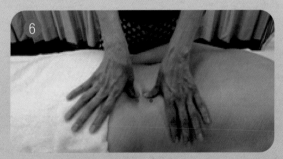
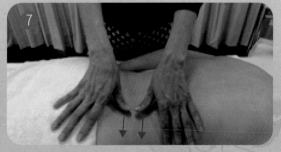

同樣位置雙拇指按壓在脊椎外側後往外撥開。由腰椎一直到頸椎下方

八. 推撫動作Effleurage　摩擦動作Friction伸展動作Stretch操作位置半側背部肩胛骨及手臂部位

1. 靠近操作者的半邊背，雙掌交替輕撫由腰部、上背、肩膀滑至上手臂及前臂，滑至手指頭順勢將手臂彎曲反置腰間。
2. 保持上面的姿勢讓肩胛骨顯露，在肩胛骨的凹處用姆指、手刀、拳頭及手肘回滑動數次，再用兩姆指做揉壓動作來回數次。
3. 外側的手扶著前肩膀另外一手用手刀在肩胛骨的凹槽做肩胛骨的伸展，動作緩慢配合呼吸連續做三次。再由好內側的手掌做推撫肩胛骨另一手將彎曲的手臂回復位置。動作完成後，換邊操作。

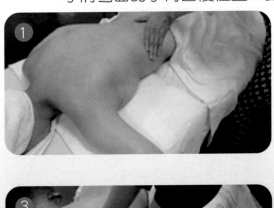
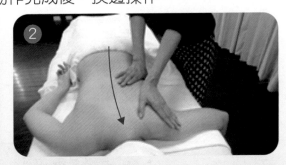
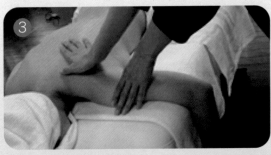
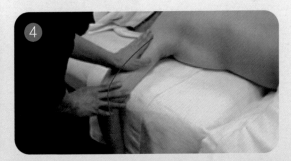
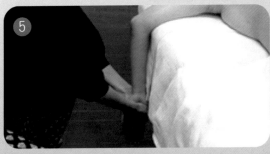
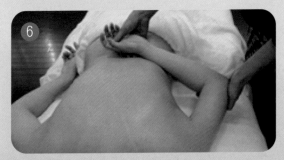

雙掌交替輕撫由腰部、上背、肩膀滑至上手臂及前臂，
滑至手指頭順勢將手臂彎曲反置腰間。

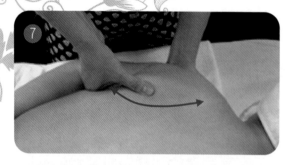
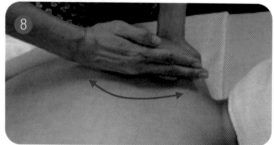

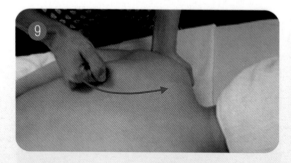
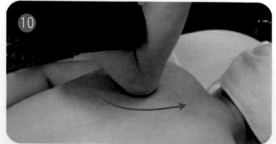

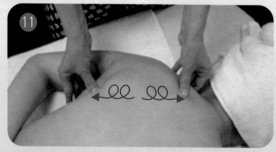

讓肩胛骨顯露，在肩胛骨的凹處用姆指、手刀、拳頭及手肘回滑動數次，
再用兩姆指做揉壓動作

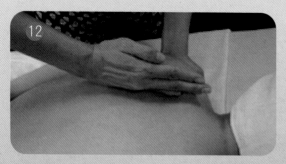

外側的手扶著前肩膀另外一手用手刀在肩胛骨的凹槽做肩胛骨的伸展

九. 推撫動作Effleurage 摩擦動作Friction操作位置背部位置

1. 雙手虎口張開做大面積的交替推撫，整個背部操作。
2. 雙手虎口張開做大面積的相對推撫，整個背部操作。
3. 雙手前臂做大面積的相對來回摩擦，整個背部操作。

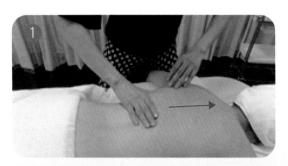
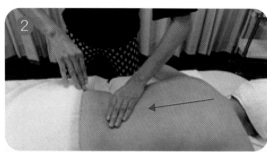

雙手虎口張開做大面積的交替推撫

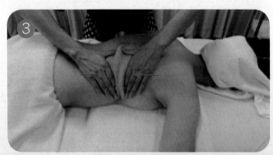
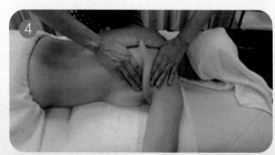

雙手虎口張開做大面積的相對推撫

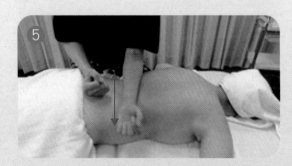
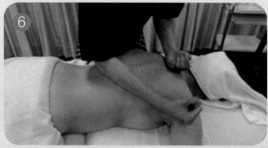

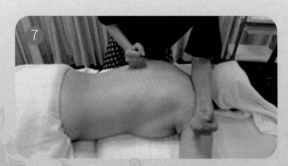
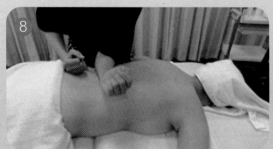

雙手前臂做大面積的相對來回摩擦整個背部

十.推撫動作Effleurage操作位置背部位置

1. 雙掌交替連續推撫對側從脊椎往外，由腰部往上至背部肩膀，身體移動同時操作換邊回至腰部。
2. 同樣路徑雙掌交替往內回撥。

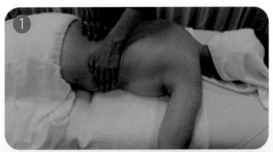
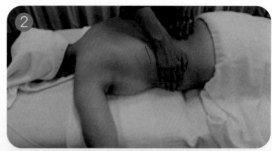

雙掌交替連續推撫對側從脊椎往外由腰部往上至背部肩膀

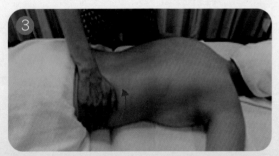
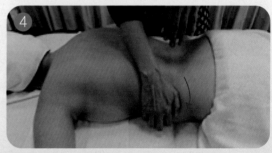

與動作1同樣路徑，雙掌交替往內回撥

十一. 摩擦動作Friction推撫動作Effleurage操作位置脊椎兩側及肩背部位置

　　兩個拇指從腰椎脊椎兩側同時往推行輕揉至肩膀，然後雙手包覆肩膀輕撫再回至腰椎重新操作，重複動作三次。（※速度由慢逐次漸漸加快。）

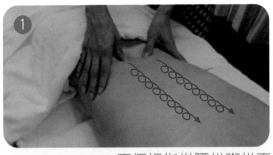
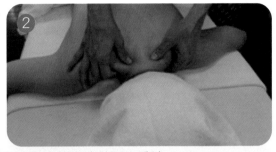

兩個拇指從腰椎脊椎兩側同時往推行輕揉至肩膀

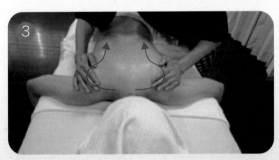
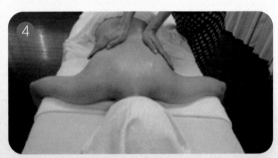

雙手包覆肩膀輕撫回至腰椎

十二. 拍擊動作Tapotement操作位置背部

　　捏啄、杯扣、手刀及拳頭連續拍打輕敲。整個背部來回的操作。

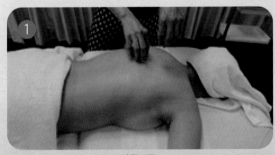
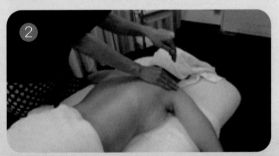

捏啄

杯扣

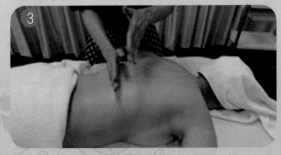
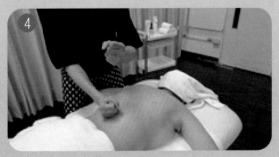

手刀

拳頭

十三.推撫動作Effleurage操作位置背部位置

　　站立模特兒頭上方，雙掌由頸椎下方脊椎兩側並列推撫往下至腰部，雙手分開大面積的回到原來的位置。重複動作三次。最後一次滑向上手臂在手肘停留回到肩頸的位置。並且移動身體將毛巾覆蓋模特兒的背部。

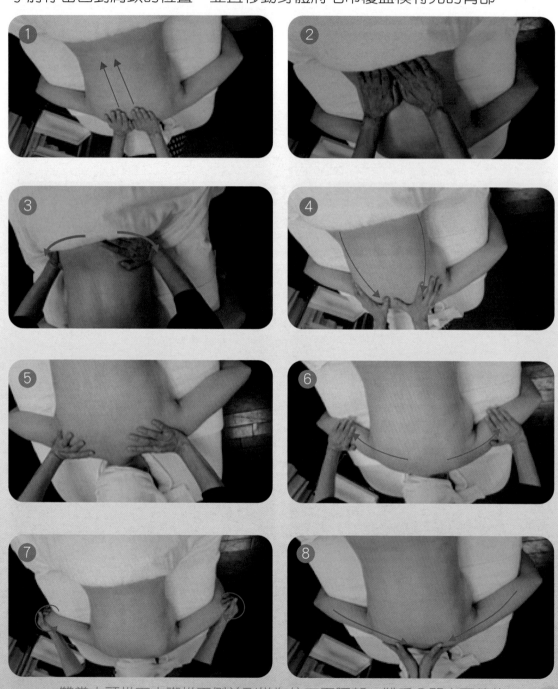

　　雙掌由頸椎下方脊椎兩側並列推撫往下至腰部，雙手分開大面積的
回到原來的位置。滑向上手臂在手肘停留回到肩頸的位置。
並且移動身體將毛巾覆蓋模特兒的背部。

十四. 揉捏動作Petrissage摩擦動作fraction 伸展動作Strech操作位置頭部

1. 手輕扶頸椎下方，虎口張開放在耳後，同時撐開以伸展頸部，重複三次。
2. 手指由下髮際線做揉捏的動作由下往上至頭頂，輕輕伸展頸部。
3. 然後手指直接滑動摩擦的動作由下往上至頭頂，重複三次。最後一次結束操作者將手指離開頭部，往外指彈分開，然後甩手三次結束背部按摩動作。

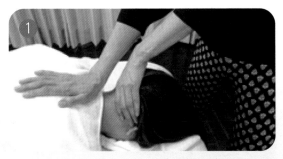 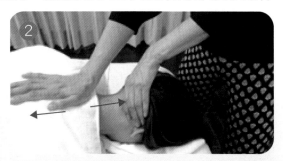

手輕扶頸椎下方，虎口張開放在耳後，同時撐開以伸展頸部，重複三次。

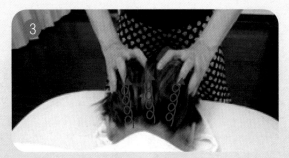

手指由下髮際線做揉捏的動作由下往上至頭頂，輕輕伸展頸部

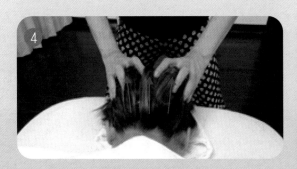 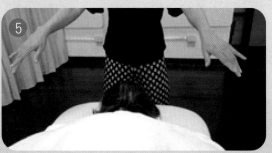

手指直接滑動摩擦的動作
由下往上至頭頂

操作者將手指離開頭部，往外指彈分
開，然後甩手三次結束背部按摩動作

第三試題：仰臥姿勢的腿部

第一部分：工作前準備（5分鐘）

如前述鋪床的『步驟正面』動作

第二部分：按摩操作示範及解說（20分鐘）

▼準備動作1：站立身側，拉開工作側腿部的中毛巾，大毛巾向內捲
起露出被操作的腿

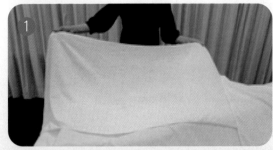

拉開工作側腿部的中毛巾

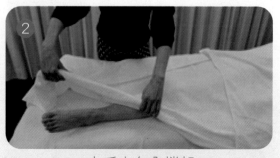

大毛巾向內捲起
露出被操作的腿部至雙腿間

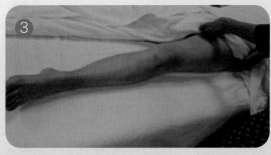

塞進底褲邊緣（毛巾需折疊整齊）

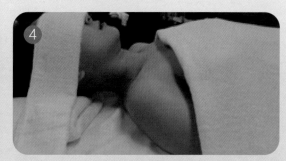

眼部用毛巾蓋住

▼準備動作2：在按摩部位均勻的施油

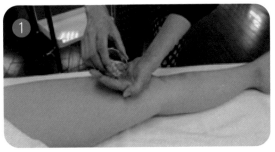

取油

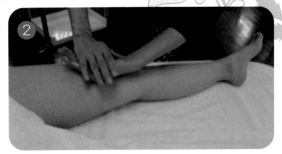

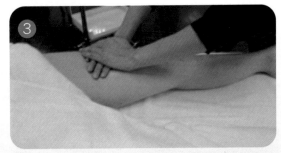

由下往上從小腿推滑至大腿

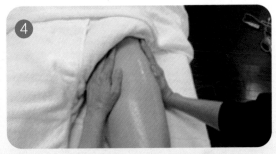

雙手掌交叉往下至膝蓋

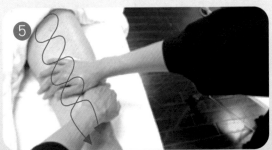

順滑小腿

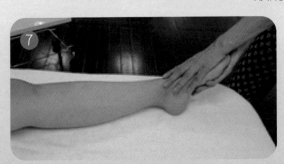

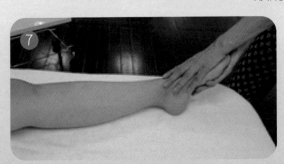

雙掌包覆腳背腳掌

▼ **按摩動作**

一. 推撫動作Effleurage，操作位置腿部

右手先上左手並列在旁，從鼠蹊部下方平行直線拉下至小腿→腳跟→腳背及腳底。動作重複三次。按摩的時候手不能同時離開模特兒的身上。

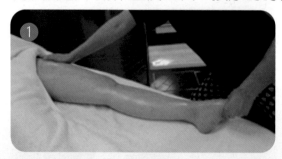

右手先上

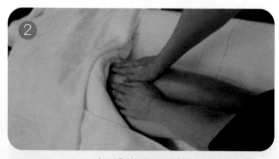

左手並列在旁

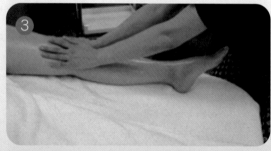

從鼠蹊部下方平行直線拉下至小腿

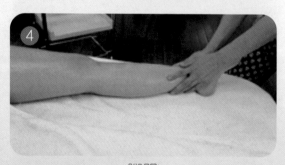

腳跟

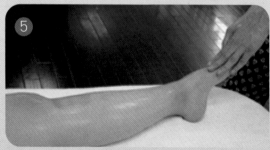

腳背及腳底

二. 推撫動作Effleurage，操作位置腳背部

沿著每一個腳趾縫推撫往上，雙姆指輕輕互相交替，由腳大拇指內側到外側，再由外側回到內側。動作重複三次。按摩的時候手不能同時離開模特兒的身上。

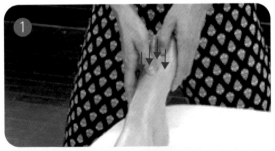

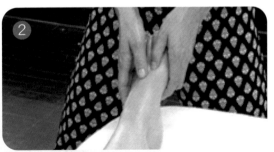

沿著每一個腳趾縫推撫往上，
雙姆指輕輕互相交替

由腳大拇指內側到外側，
再由外側回到內側

三. 摩擦Friction、揉捏動作Petrissage，伸展動作Stritch操作位置
腳掌、腳趾間及腳指頭

1. 輕握拳頭腳掌由上往下來回摩擦。
2. 右手五指與腳趾交握緊扣，左手握住腳後跟固定，向右順時鐘旋轉三圈，然後換方向轉三圈。
3. 用拇指跟食指將每一個指頭由腳指頭跟部揉捏至腳指甲再作旋轉。

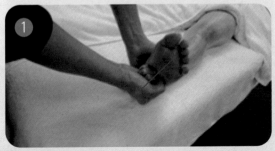

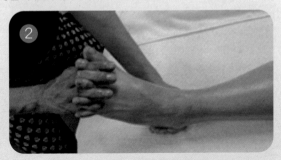

輕握拳頭腳掌由上往下來回摩擦

右手五指與腳趾交握緊扣，
左手握住腳後跟固定

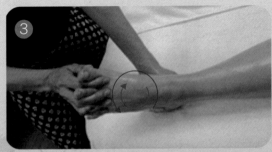

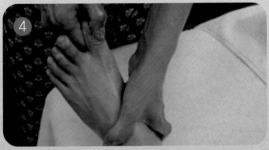

向右順時鐘旋轉三圈，
然後換方向轉三圈。

用拇指跟食指將每一個指頭
由腳指頭跟部揉捏至腳指甲再作旋轉。

66

四. 伸展動作Stritch操作位置腳掌、腳背及小腿

1. 左手抓扣住腳跟腳掌，右手按壓膝蓋。身體與腿部平行做弓箭步並且伸展腳掌及小腿後側。持續動作約10秒。

2. 承上動作將腳伸直左手扶著腳後跟，右手將腳背輕輕往下壓包含腳趾頭，動作持續10秒。

3. 承上動作右手將腳背向左右邊輕輕扭轉。動作持續10秒。

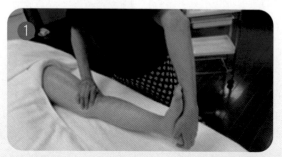

左手抓扣住腳跟腳掌，右手按壓膝蓋。
身體與腿部平行做弓箭步並且伸展腳掌及小腿後側。持續動作約10秒

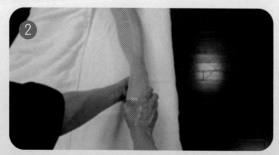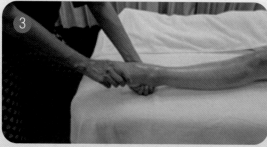

承上動作，將腳伸直左手扶著腳後跟，
右手將腳背輕輕往下壓包含腳趾頭，動作持續10秒。

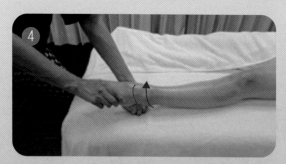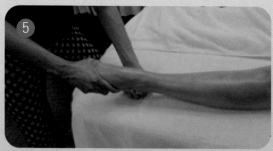

承上動作，右手將腳背向左右邊輕輕扭轉。動作持續10秒。

五. 推撫動作Effleurage、摩擦動作Friction揉捏動作Petrissage操作位置小腿部位

1. 右、左手掌打開接連著做推撫動作，由腳背跟小腿兩側，長的滑動至膝蓋連續重複動作。身體後弓箭步平行於腿部。
2. 手指頭在脛骨外側由下往上至膝蓋下方做交替推滑及推揉。
3. 手指頭在脛骨外側由下往上至膝蓋下方做先壓後撥朝自己方向的動作。

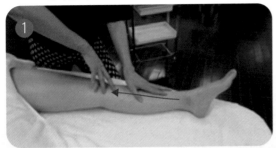 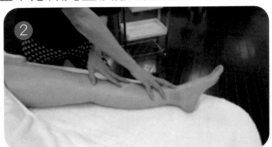

右,左手掌打開接連著做推撫動作，由腳背跟小腿兩側，長的滑動至膝蓋連續重複動作。身體後弓箭步平行於腿部。

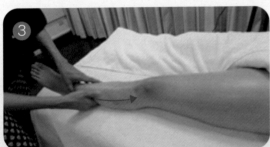 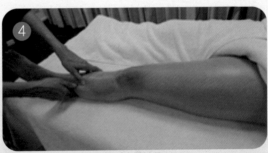

手指頭在脛骨外側由下往上至膝蓋下方做交替推滑

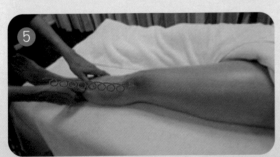 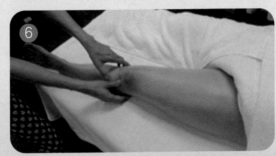

交替推揉

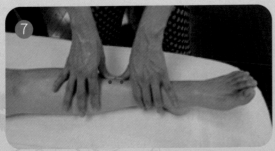 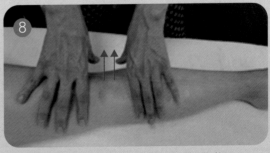

手指頭在脛骨外側由下往上至膝蓋下方做先壓後撥朝自己方向的動作

六. 推撫動作Effleurage拍擊動作Tapotement、操作位置小腿，大腿及膝蓋

1. 操作者平行面向的腿部，右手從鼠蹊下方，左手從腳踝處虎口張開同時朝膝蓋做推撫的動作，來回重複三次。

2. 右手食指與中指在膝蓋上方做輕敲的動作數次。重複三次。按摩的時候手不能同時離開模特兒的身上。

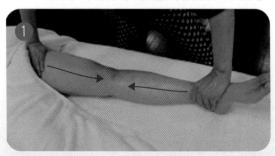 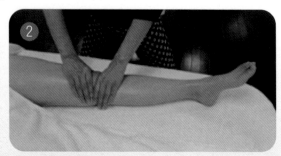

操作者平行面向的腿部，右手從鼠蹊下方，
左手從腳踝處虎口張開同時朝膝蓋做推撫的動作

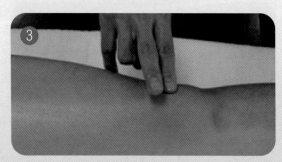 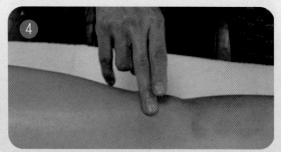

右手食指與中指在膝蓋上方做輕敲的動作

七. 推撫動作Effleurage操作位置大腿部位

1. 右、左手接連著做推撫動作，由膝蓋往鼠蹊部，長推撫動作從大腿內側到外側。操作者身體後弓箭步平行於腿部。

2. 雙手虎口張開在大腿內、外側做來回的推撫。

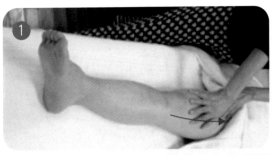 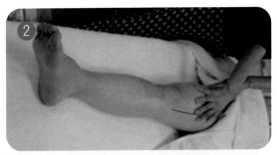

右, 左手接連著做推撫動作，由膝蓋往鼠蹊部，做長的推撫大腿內側到外側。
身體後弓箭步平行於腿部

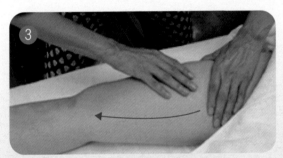 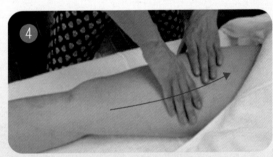

雙手虎口張開在大腿內、外側做來回的推撫

八. 摩擦動作Friction、.拍擊動作Tapotement操作位置大腿、位置

1. 雙掌接連著做摩擦動作，面向大腿方向由左斜方來回摩擦數次，再向右斜方來回摩擦數次。
2. 接下來做捏啄、杯扣、手刀及拳頭連續拍打輕敲。整個大腿內外側來回操作。

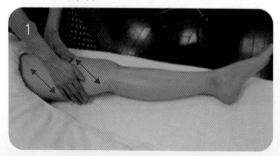

雙掌接連著做摩擦動作，
面向大腿方向由左斜方來回摩擦數次

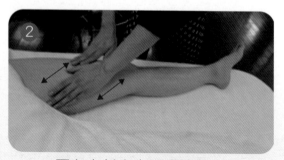

再向右斜方來回摩擦數次

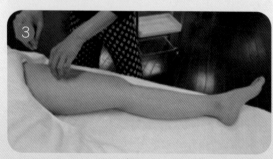

捏啄

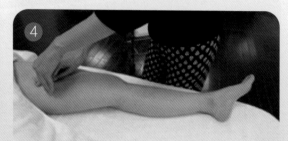

杯扣

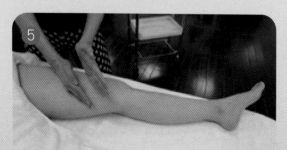

手刀

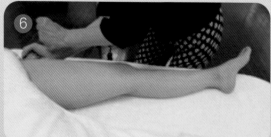

拳頭連續拍打輕敲，整個大腿內外側
來回操作

九. 摩擦動作Friction操作位置大腿部位

1. 雙手姆指併行，由膝蓋上方的中心點直線推至鼠蹊部，打開後回到膝蓋上方。
2. 同樣動作由膝蓋內側單指操作，推撫回到鼠蹊部中間位置。
3. 單指操作由膝蓋外側操作終點回到鼠蹊部中間位置。

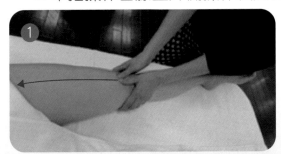 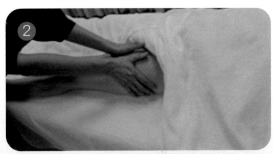

兩姆指併行由膝蓋上方的中心點直線推至鼠蹊部，打開後回到膝蓋上方

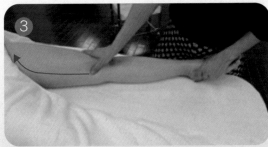 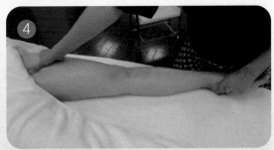

同樣動作由膝蓋內側單指操作　　　　推撫回到鼠蹊部中間位置

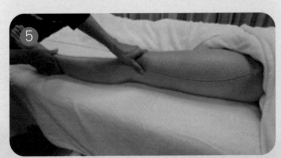 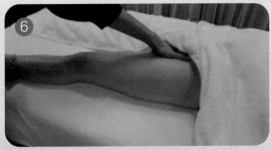

單指操作由膝蓋外側，操作終點回到鼠蹊部中間位置

十.推撫動作Effleurage：拍擊動作Tapotement操作位置小腿

1. 手扶住膝蓋下方輕抬使膝蓋彎曲，腳掌踩在按摩床上，操作者用內側臀部輕坐在腳背上，避免腿部左右搖晃。內側手扶著膝蓋，外側的手由腳後跟往膝蓋下方在小腿肚的位置做推撫。
2. 雙手握住小腿肚同時做揉捏。由下往上重複動作三次。
3. 雙手交替在小腿肚由下往上推撫。重複動作三次。
4. 雙手交替在小腿肚由下往上抓彈。重複動作三次。

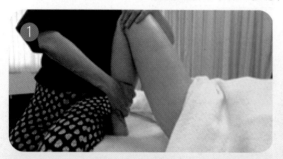 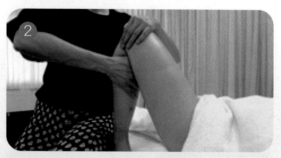

手扶住膝蓋下方輕抬使膝蓋彎曲，腳掌踩在按摩床上，
操作者用內側臀部輕坐在模特兒腳背上，避免腿部左右搖晃
內側手扶著膝蓋，外側的手由腳後跟往膝蓋下方在小腿肚的位置做推撫

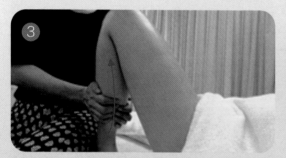 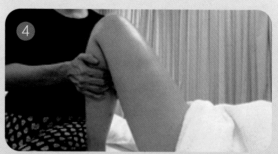

雙手握住小腿肚同時做揉捏。由下往上重複動作三次

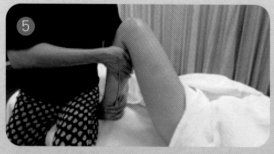 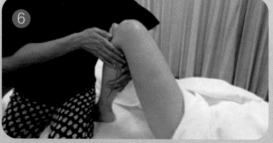

雙手交替在小腿肚由下往上推撫。重複動作三次

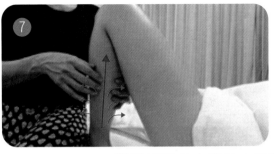 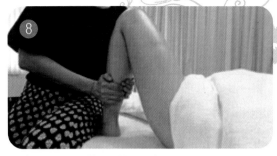

雙手交替在小腿肚由下往上抓彈。重複動作三次

十一. 推撫動作Effleurage伸展動作Stritch　操作位置小腿

1. 手肘提起雙手交叉放置腳踝兩側，往上推撫至膝蓋，雙掌分開推往大腿，然後雙手分開沿著腿部外側到大腿的後側，滑回膝蓋後側後經小腿至腳踝。重複動作三次。

2. 承上動作，操作者起身將腿部伸直並且伸展維持10秒鐘。

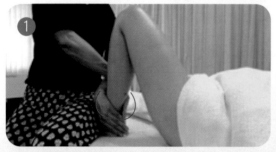

手肘提起雙手交叉放置腳踝兩側

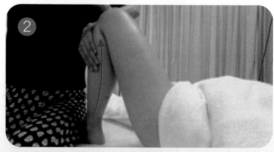

往上推撫至膝蓋

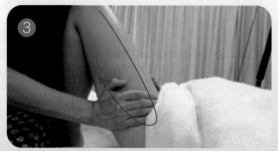

雙掌分開推往大腿

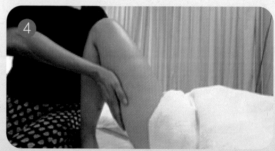

然後雙手分開沿著腿部外側到大腿的後側

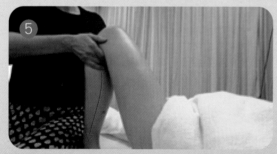

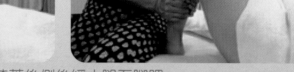

滑回膝蓋後側後經小腿至腳踝

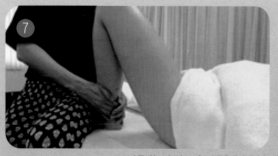

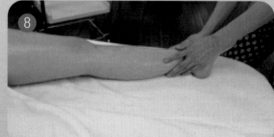

操作者起身將腿部伸直並且伸展維持10秒鐘

十二. 推撫動作Effleurage，操作位置大腿及小腿部

　　同按摩動作1，右手先上左手並列在旁，從鼠蹊部下方直線拉下至小腿
-腳背及腳掌。流程同按摩動作1，動作重複三次。模特兒右腳完成操作後
，使用毛巾覆蓋。換左腳操作。

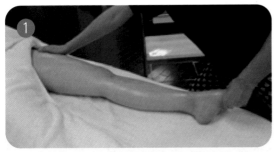

右手先上

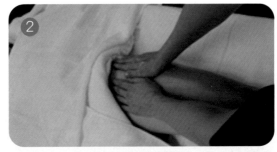

左手並列在旁

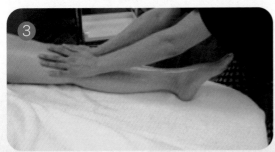

從鼠蹊部下方平行直線拉下至小腿

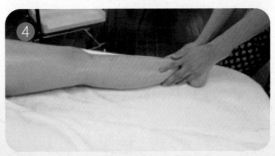

腳跟

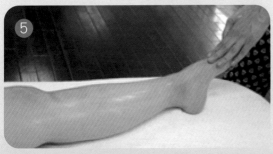

腳背及腳底

第四試題：腹部、手部按摩

第一部分：工作前準備（5分鐘）

如前述鋪床的『步驟正面』動作

第二部分：按摩操作示範及解說（20分鐘）

▼ 準備動作1：站立身側，上身中毛巾對折覆蓋在胸前，大毛巾向內下拉露出被操作的腹部，塞進底褲邊緣（毛巾需折疊整齊）

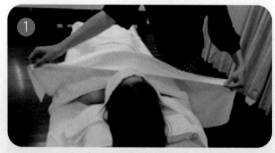
上身中毛巾對折覆蓋在胸前

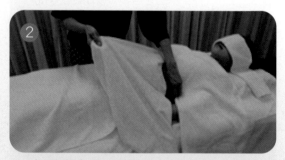
大毛巾向內下拉露出被操作的腹部

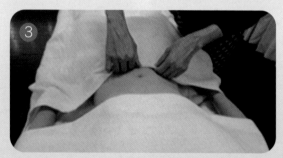
塞進底褲邊緣（毛巾需折疊整齊）

▼準備動作2：在按摩部位均勻的施油

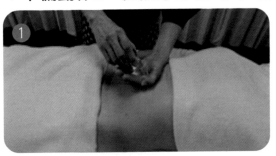

取油

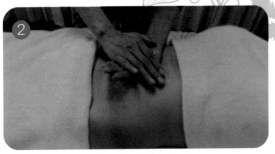

以肚臍為中心點

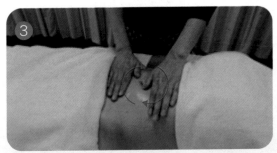

以順時鐘方向在腹部進行推撫

▼ 按摩動作

一. 推撫動作Effleurage，操作位置腹部

1. 右手先在上，左手在下，上下平行同時做推撫的動作（由肚臍上方，中間及下方來回數次。此動作可以作為所有腹部動作的連接動作）。

2. 雙手掌交疊以肚臍為中心點圓圈推撫，以順時鐘的方向動作。重複三次。按摩的時候手不能同時離開模特兒的身上。

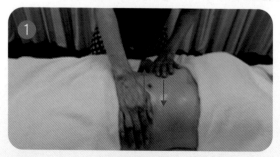 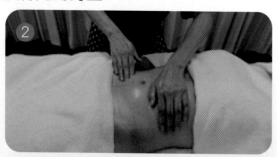

右手先在上，左手在下，上下平行同時做推撫的動作

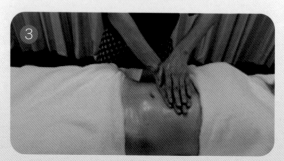 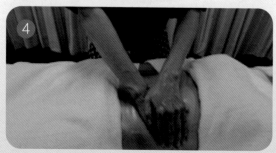

由肚臍上方、中間及下方來回數次

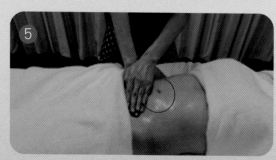

雙手掌交疊以肚臍為中心點圓圈推撫，
以順時鐘的方向動作

二. 揉捏動作Petrissage操作位置腹部

1. 沿著肚臍周圍順時鐘，用姆指，食指中指做揉捏的動作，動作重複三
次。

2. 沿著肚臍周圍順時鐘，虎口張開兩手交替做深層揉捏的動作，動作重
複三次。

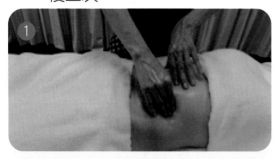

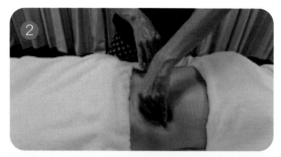

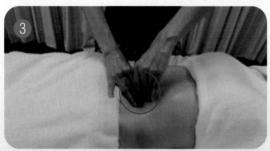

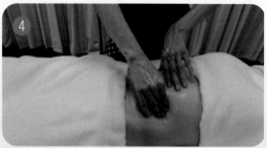

沿著肚臍周圍順時鐘，用姆指，食指中指做揉捏的動作

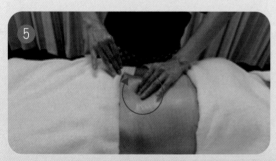

沿著肚臍周圍順時鐘，虎口張開兩手交
替做深層揉捏的動作

三.摩擦動作Friction操作位置腹部

1. 沿著肚臍周圍順時鐘，單手操作，用拳頭深層畫圓的動作，動作重複三。
2. 承上動作，路徑一樣。轉動拳頭的同時繼續滑動。重複動作三圈。

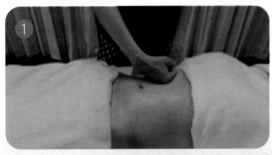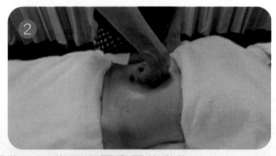

沿著肚臍周圍順時鐘，單手操作，用拳頭深層畫圓的動作

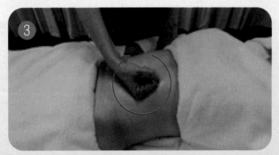

承上動作，路徑一樣。
轉動拳頭的同時繼續滑動

四. 推撫動作Effleurage操作位置腹部

肚臍為出發點橫向往外連續推撫，數次後由腰部後側往內連續推撫，然後換邊操作。

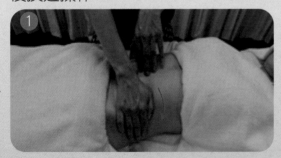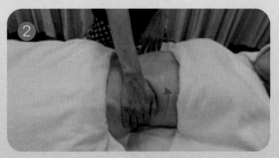

以肚臍為出發點橫向往外連續推撫　　　　再由腰部後側往內連續推撫，
　　　　　　　　　　　　　　　　　　　　　　然後換邊操作

五. 推撫動作Effleurage操作位置腹部

　　雙手交叉在腰際，然後同時反手回撥打開手之後滑至腰後側，再同時往肚臍中心點回撥，動作重複三次。

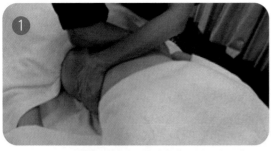

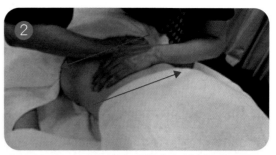

雙手交叉在腰際　　　　　　　　　然後同時反手回撥打開手之後滑至腰後側

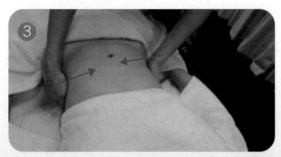

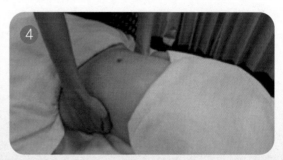

再同時往肚臍中心點回撥

六. 摩擦動作Friction推撫動作Effleurage操作位置腹部

　　以肚臍為出發點，兩姆指並行往上推字劍突下方，再由劍突同時往外沿著肋骨邊緣滑至腰後側，再回到肚臍。重複動作三次。

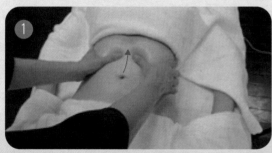

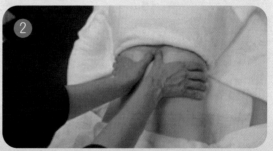

以肚臍為出發點　　　　　　　　　　兩姆指並行往上推字劍突下方

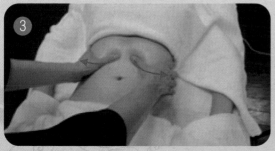

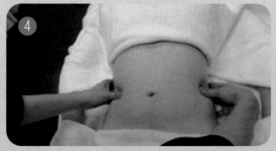

再由劍突同時往外沿著肋骨邊緣滑至腰後側

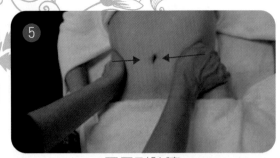

再回到肚臍

七. 推撫動作Effleurage操作位置腹部

手掌貼在肚臍上晃動數次，先輕壓然後往上彈開。重複動作三次。
操作完畢將大毛往上拉，中毛巾拉下覆蓋身上。

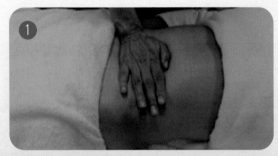

手掌貼在肚臍上晃動數次

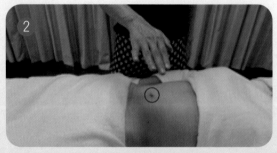

先輕壓然後往上彈開

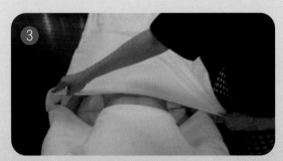

操作完畢將大毛往上拉，
中毛巾拉下覆蓋身上

▼手部準備動作1：坐在身側，上身中毛巾移開，大毛巾拉下露出被操作的手臂及肩頸（毛巾需折疊整齊）

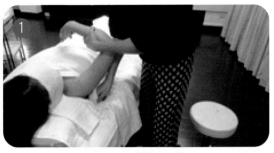

上身中毛巾移開

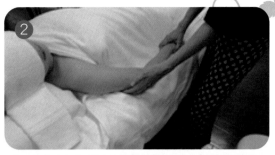

大毛巾拉下露出被操作的手臂及肩頸，
（毛巾需折疊整齊）

▼手部準備動作2：在按摩部位均勻的施油

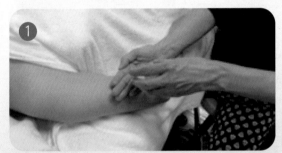

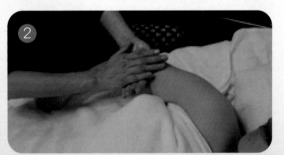

勻油動作

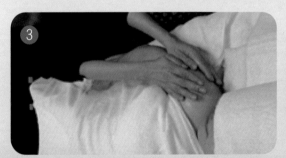

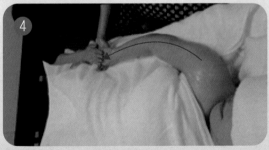

由肩膀往下將油勻至手手掌手背手指

▼ 手部按摩動作

一. 摩擦動作friction推撫動作Effleurage伸展動作Stretch，操作位置手掌部。

1. 將模特兒的手肘彎曲抬起，手心朝操作者，四個指頭輕扶固定在手背，兩手大拇指由下往上在掌心做推撫摩擦連接動作。
2. 左手扶住手背，右手輕握拳頭在掌心做摩擦旋轉，順時鐘的方向數次。
3. 承上動作右手與模特兒十指緊扣先上後下伸展手腕數次，接下來向右旋轉三圈再向左旋轉三圈。

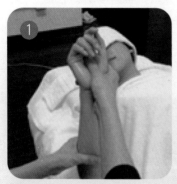

將模特兒的手肘彎曲抬起，手心朝操作者

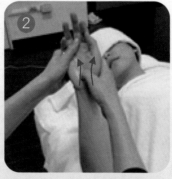

四個指頭輕扶固定在手背，兩手大拇指由下往上在掌心做推撫摩擦連接動作

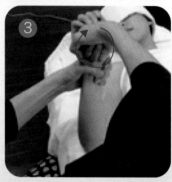

左手扶住手背，右手輕握拳頭在掌心做摩擦旋轉，順時鐘的方向數次

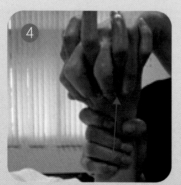

承上動作，右手與模特兒十指緊扣先上後下伸展手腕數次

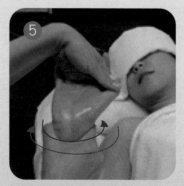

接下來向右旋轉三圈再向左旋轉三圈

二. 伸展動作Stretch操作位置手腕部

　　左手請握住手腕，右手保持十指交扣。手腕的手往下，手指指扣住手背同時做伸展及放鬆的動作。動作重複3次。

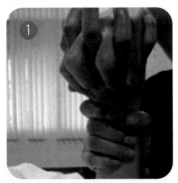 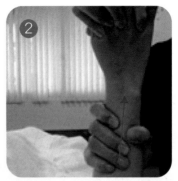

左手請握住手腕，右手
保持十指交扣

手腕的手往下，手指指
扣住手背同時做伸展及
放鬆的動作

三. 摩擦動作friction操作位置手背部

　　用雙手手指輕輕摩擦沿著指縫由下往上推到上手腕處，由內而外每一個指縫動作重複3次。

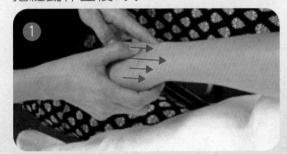 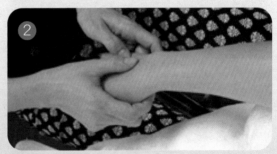

用雙手手指輕輕摩擦沿著指縫由下往上推到上手腕處，由內而外每一個指縫

四. 揉捏動作Petrssage伸展動作Strech操作位置手指部

　　用食指扶助大拇指由手指根部做揉捏的動作至指甲，然後向右繞三圈，按住甲面手指輕拉做伸展停留3秒，然後換指操作。

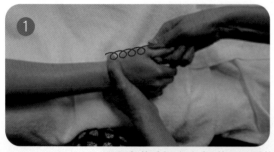
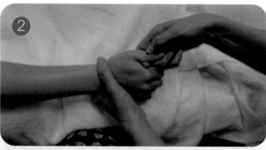

用食指扶助大拇指由手指根部做揉捏的動作至指甲

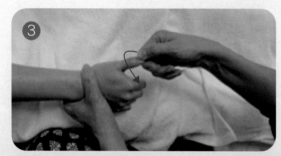
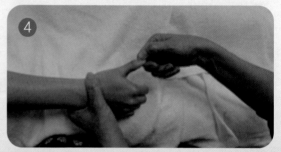

然後向右繞三圈

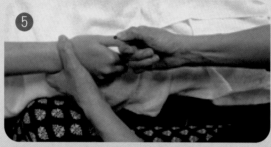

按住甲面手指輕拉做伸展停留3秒，然後換指操作

五. 推撫動作Effleurage摩擦動作Friction操作位置前手臂外側

1. 外側的手掌由手腕上方推撫至手肘，再回至手腕，回來的時候手掌要包覆前手臂的內側，來回三次。
2. 用雙手大拇指在手臂外骨側做向上摩擦交替推滑至手肘。
3. 承上按摩位置，用雙手大拇指同時畫圈旋轉往上摩擦交替推滑至手肘。
4. 用雙手大拇指在手臂外骨側做同時向上來回摩擦推滑至手肘。

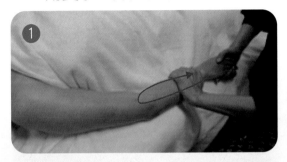 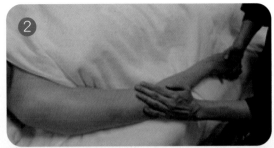

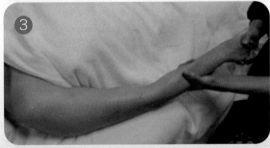 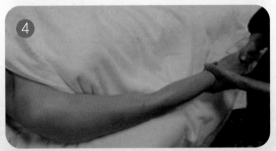

外側的手掌由手腕上方推撫至手肘，再回至手腕，
回來的時候手掌要包覆前手臂的內側，來回三次

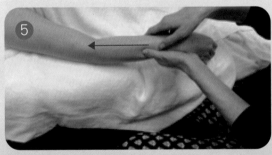 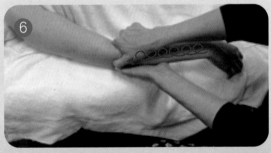

用雙手大拇指在手臂外骨側做向上摩擦　　　承上按摩位置，用雙手大拇指同時畫圈
交替推滑至手肘　　　　　　　　旋轉往上摩擦交替推滑至手肘

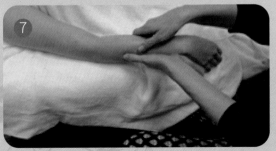 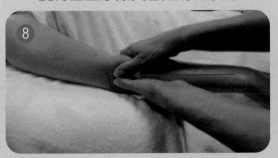

用雙手大拇指在手臂外骨側做向上摩擦交替推滑至手肘

六. 推撫動作Effleurage摩擦動作Friction操作位置手臂內側

1. 手掌由內手腕上方推撫至手肘內側，再回至出發處，回來的時候手掌要包覆前手臂的外側，並且大拇指由肘手走內側中心點推滑到手腕內側來回三次。
2. 用雙手大拇指由手腕中心點向上摩擦交替推滑至手肘內側。
3. 承上按摩位置，用雙手大拇指同時畫圈旋轉往上摩擦交替推滑至手肘內側。
4. 承上按摩位置，雙手大拇指同時滑推往上摩擦交替推滑至手肘內側。
5. 手掌同向上來回推撫。

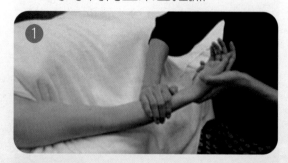
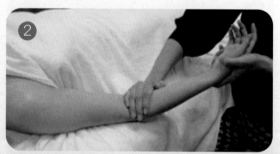

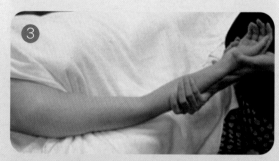
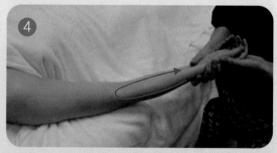

手掌由內手腕上方推撫至手肘內側，再回至出發處，回來的時候手掌要包覆前手臂的外側，並且大拇指由肘手走內側中心點推滑到手腕內側來回三次

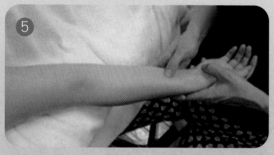
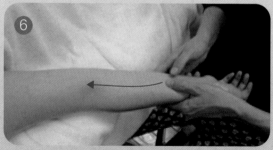

用雙手大拇指由手腕中心點向上摩擦交替推滑至手肘內側

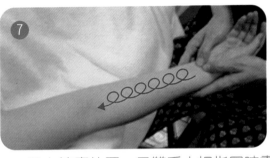 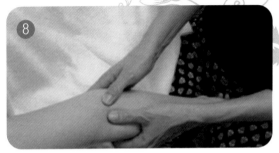

承上按摩位置，用雙手大拇指同時畫圈旋轉往上摩擦交替推滑至手肘內側

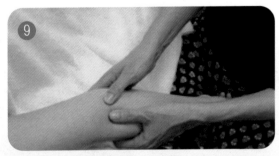

承上按摩位置，雙手大拇指同時滑推往上摩擦交替推滑至手肘內側

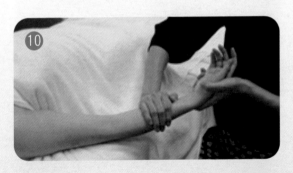 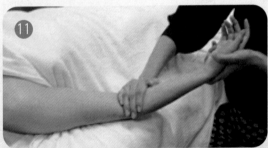

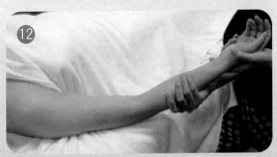 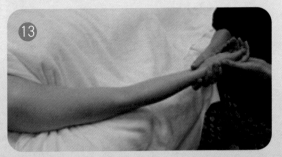

手掌向上來回推撫

七. 推撫動作Effleurage摩擦動作Friction操作位置上手臂

1. 雙手虎口張開在上手臂的位置來回做推撫，來回三次。
2. 大拇指在上手臂外骨側由下而上推滑摩擦三次。再以另外一隻姆指按住上臂與胳肢窩平行的上手臂外側中心點，做指壓動作持續10秒。然後做推撫動作。

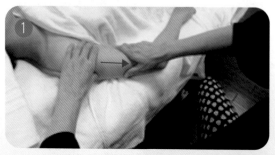
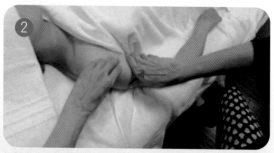

雙手虎口張開在上手臂的位置來回做推撫，來回三次

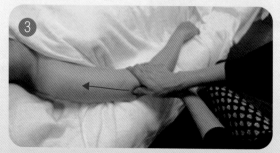
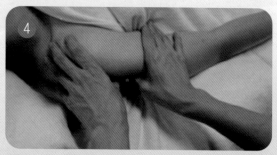

大拇指在上手臂外骨側
由下而上推滑摩擦三次

再以另外一隻姆指按住上臂與胳肢窩平
行的上手臂外側中心點，做指壓動作持
續10秒

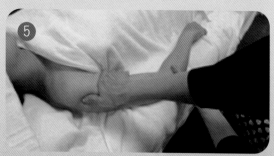

然後做推撫動作

八. 推撫動作Effleurage摩擦動作Friction伸展動作Strech操作位置手臂

1. 將手臂上舉在模特兒的耳側微伸直，雙手推撫由手腕上方推撫至肩窩下方，來回三次。
2. 同樣位置用雙手大拇指摩擦交替推滑。
3. 承上按摩位置，用雙手大拇指同時往外畫圈旋轉。
4. 用雙手大拇指，同時由內側手腕摩擦至手肘，再回到手腕，從手肘內側出發。用雙手大拇指摩擦至肩窩處，在回推到手肘出發處。
5. 先作推撫後用雙手拉住手腕的部位往上伸展與放鬆。動作重複三次。

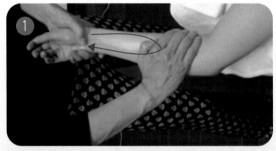

將手臂上舉在模特兒的耳側微伸直，雙手推撫由手腕上方推撫至肩窩下方，來回三次

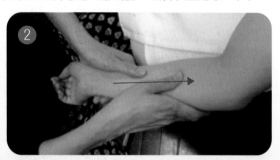

同樣位置用雙手大拇指摩擦交替推滑

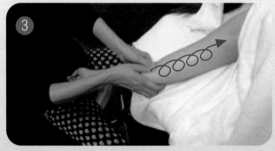

承上按摩位置，用雙手大拇指同時往外畫圈旋轉

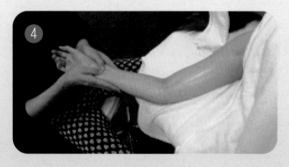

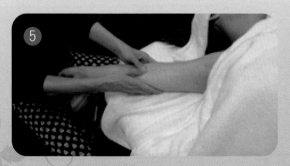

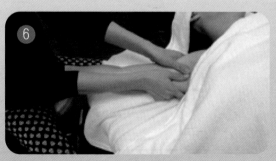

用雙手大拇指，同時由內側手腕摩擦至手肘，再回到手腕，從手肘內側出發，用雙手大拇指摩擦至肩窩處，在回推到手肘出發處

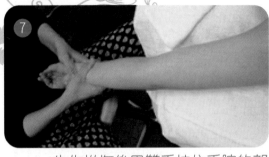

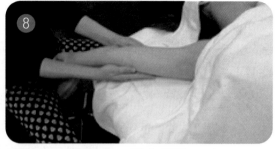

先作推撫後用雙手拉住手腕的部位往上伸展與放鬆。動作重複三次

九. 拍擊動作Tapotement操作位置手臂

將手臂下放在模特的身側，分別以輕啄、杯扣、手刀及拳頭做來回的輕拍擊，來回3次。

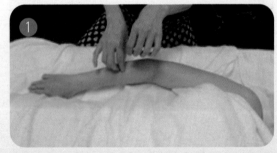

將手臂下放在模特的身側，分別以輕啄

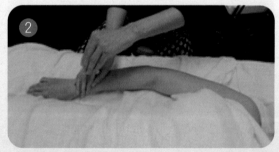

杯扣

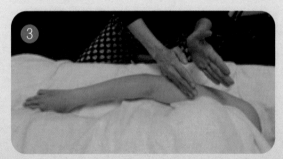

手刀

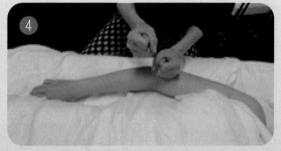

及拳頭做來回的輕拍擊，來回3次

十. 推撫動作Effleurage操作位置手臂

　　雙手由肩頭並行做推撫的動作至手背手心。重複動作三次。手部動作操作完畢用大毛巾蓋好換邊操作。

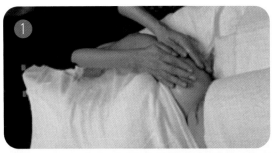 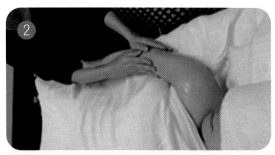

雙手由肩頭並行做推撫的動作至手背手心。重複動作三次

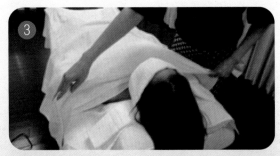

手部動作操作完畢用大毛巾蓋好換邊操作

第五試題：胸前、肩頸部及臉部按摩

第一部分：工作前準備（5分鐘）

如前述鋪床的『步驟正面』動作

第二部分：按摩操作示範及解說（20分鐘）

▼準備動作1

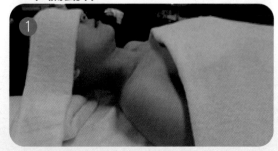

準備動作將模特兒的枕頭退去，
使用中毛巾折成小枕頭，露出頸部的位置

▼準備動作2：在按摩部位均勻的施油（在胸前肩頸作勻油的動作）

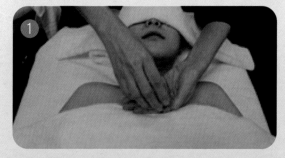
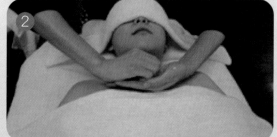
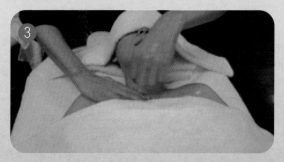
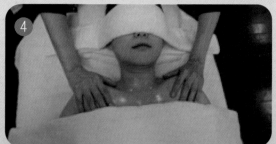
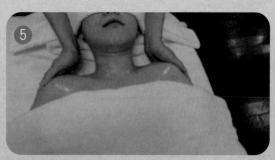
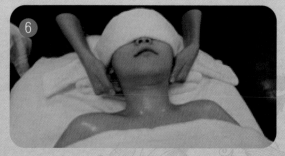

▼胸前按摩動作
一. 推撫動作Effleurage，操作位置腹部

　　推撫動作Effleurage，摩擦動作friction操作位置胸前、肩頸部部。雙手掌由胸前外開經過肩膀滑至頸後，並且在頸部和後髮際線下方脊椎兩側停留按壓3~5秒。重複動作三次

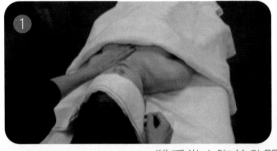 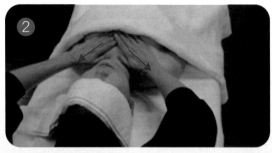

雙手掌由胸前外開經過肩膀滑至頸後

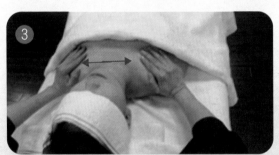 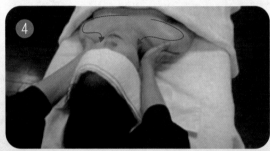

並且在頸部和後髮際線下方

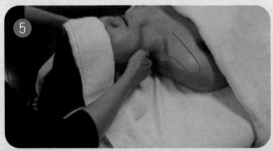 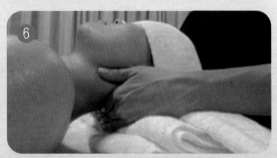

於髮際線下方脊椎兩側停留按壓3~5秒

二.摩擦動作friction操作位置胸前

雙手食指加中指交替做摩擦旋轉,從胸中出發至兩邊鎖骨下方操作)。
然後雙手在模特兒的鎖骨右下方來回操作,再滑至左邊來回操作。

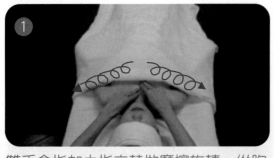
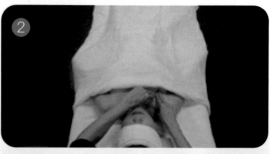

雙手食指加中指交替做摩擦旋轉,從胸中出發至兩邊鎖骨下方操作

然後雙手在模特兒的鎖骨右下方來回操作

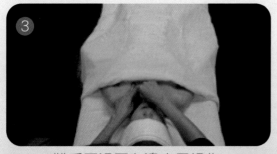

雙手再滑至左邊來回操作

三.摩擦動作friction操作位置胸前

1. 雙手輕握拳頭同時由胸前中心滾動摩擦至肩窩的位置,再滑回胸中重複動作三次。
2. 承上動作拳頭同時滑到肩窩滾動摩擦數圈,再作輕壓動作。操作三次。

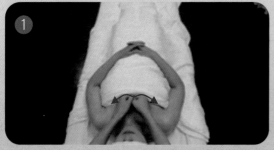
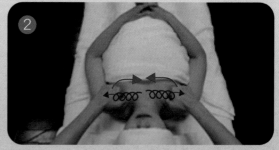

雙手輕握拳頭同時由胸前中心滾動摩擦至肩窩的位置,再滑回胸中

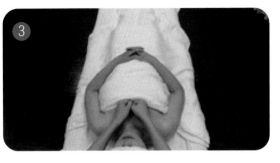 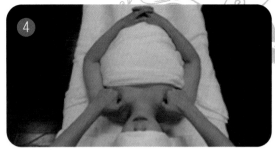

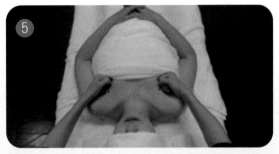

承上動作，拳頭同時滑到肩窩滾動摩擦數圈，再作輕壓動作

四. 揉捏動作Petrissage推撫動作Effleurage操作位置胸前、肩頸部

　　承上動作雙手虎口張開，在肩窩腋下處做揉捏動作，先一手一邊操作，再兩手同時交替按右側然後至左側。

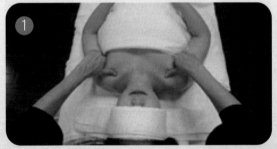 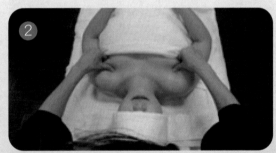

承上動作，雙手虎口張開，在肩窩腋下處做揉捏動作

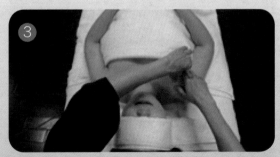 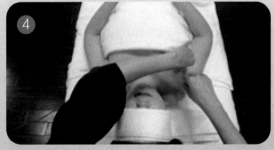

再兩手同時交替按右側然後至左側

五. 推撫動作Effleurage，摩擦動作friction操作位置胸前、肩前部

雙掌交疊在胸前畫橫八字，操作三次後，在胸中線由上而下做摩擦數次。

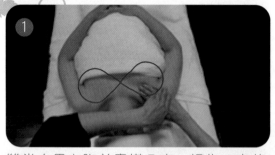 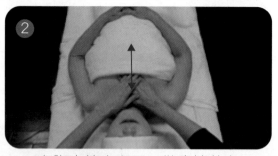

雙掌交疊在胸前畫橫八字，操作三次後　　　　在胸中線由上而下做摩擦數次

六. 摩擦動作friction操作位置胸前

1. 雙手張開指頭微彎曲，從胸中線同時往外滑開至肩窩腋下處，重複三次。
2. 再兩手交替單邊連續動作，手指指腹由胸中滑至右側肩膀。再由手指指腹滑至左側肩膀操作。最後再重複1動作。

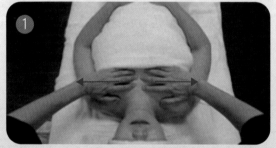 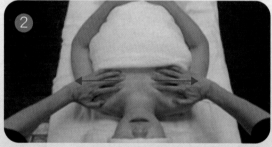

雙手張開指頭微彎曲　　　　從胸中線同時往外滑開至肩窩腋下處，重複動作三次

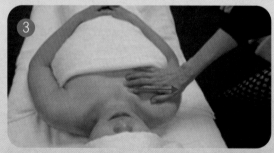 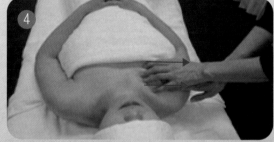

再兩手交替單邊連續動作，手指指腹由胸中滑至右側肩膀

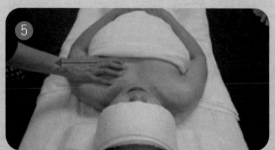 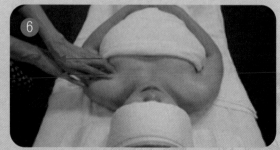

再由手指指腹滑至左側肩膀操作

七. 拍擊動作Tapotement操作位置胸前
在胸前做彈指、手刀輕拍的動作。

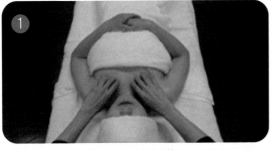
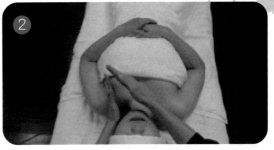

在胸前做彈指　　　　　　　　　　　手刀輕拍的動作

八. 推撫動作Effleurage，摩擦動作friction操作位置胸前、肩頸部部
雙手掌由胸前外開經過肩膀滑至頸後，並且在頸部和後髮際線下方脊椎兩側停留按壓3~5秒。重複動作三次。

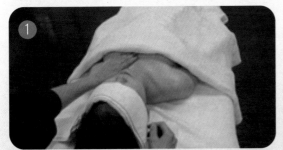
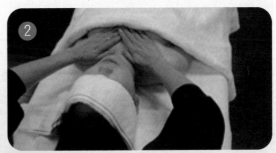

雙手掌由胸前外開經過肩膀滑至頸後

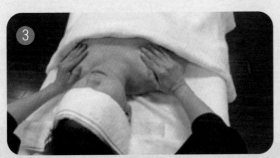
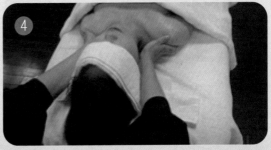

並且在頸部和後髮際線下方

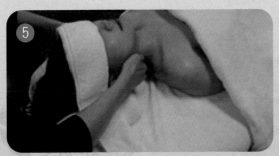
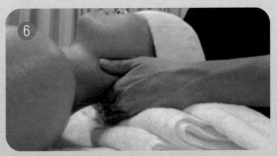

於髮際線下方脊椎兩側停留按壓3~5秒

▼肩頸部按摩動作

一. 推撫動作Effleurage，摩擦動作friction操作位置胸前、肩頸部

　　雙手在頸後方做預備動作，右掌由左胸前向右滑至肩膀回到頸後，兩手同時在頸後做交替由下往上頸部摩擦數次。換手操作。重複動作三次。

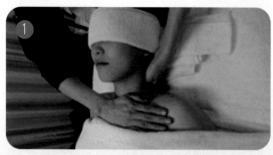

雙手在頸後方做預備動作

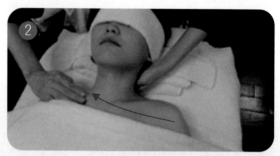

雙右掌由左胸前向右滑至肩膀

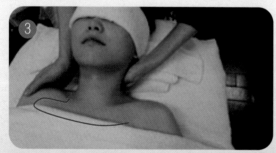

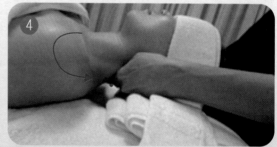

回到頸後，兩手同時在頸後做交替由下往上頸部摩擦數次

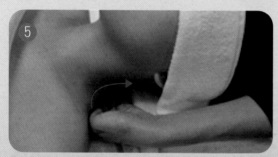

換手操作。重複動作三次

二. 伸展動作Stritch ，摩擦動作friction：推撫動作Effleurage操作位置 肩頸部

1. 左手虎口張開扶在耳下輕輕將頭向左轉右，手扶著右肩頭同時張開做 伸展的動作。伸展與放鬆重複動作三次每一次約5到10秒。

2. 承上動作伸展後，用大拇指推滑，揉圈由耳後方頭骨下推自肩膀到鎖 骨，以寬度 半吋左右往後三條路徑，相同動作操作。最後一條路徑完 成之後輕握拳頭由上而下滑至肩膀來回三次。

3. 由頸側至肩膀，肩頭轉手回到頸後。來回做推撫動作三次後換邊操作。

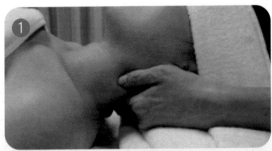 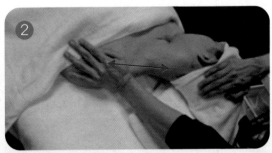

左手虎口張開扶在耳下輕輕將頭向左轉右，手扶著右肩頭同時張開做伸展的動作。
伸展與放鬆重複動作三次每一次約5到10秒

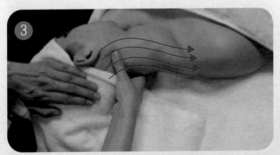 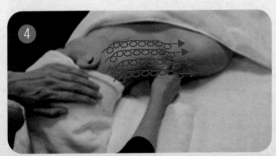

承上動作伸展後，用大拇指推滑，揉圈由耳後方頭骨下推自肩膀到鎖骨，以寬度
半吋左右往後三條路徑，相同動作操作。
最後一條路徑完成之後輕握拳頭由上而下滑至肩膀來回三次

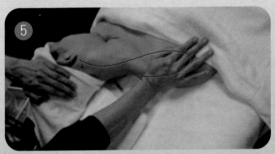

由頸側至肩膀，肩頭轉手回到頸後。來回做推撫動作三次後換邊操作

三. 推撫動作Effleurage，摩擦動作friction操作位置胸前、肩頸部

1. 右掌由左胸前向右滑至肩膀回到頸後，兩手同時在頸後做交替由下往上頸部摩擦數次。換手操作。重複動作三次。

2. 虎口張開放置耳後，向上輕輕提拉伸展頸部。停留5-6秒繼續操作臉部按摩。

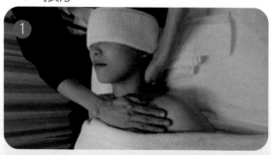
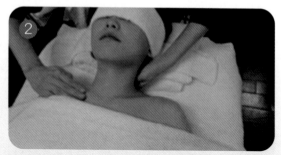

右掌由左胸前向右滑至肩膀回到頸後

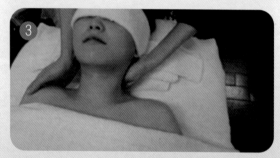
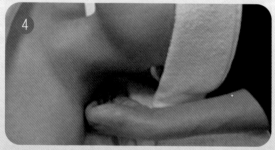

兩手同時在頸後做交替由下往上頸部摩擦數次，換手操作

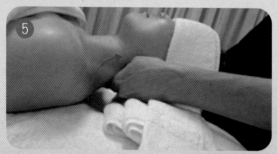

虎口張開放置耳後，向上輕輕提拉伸展頸部。停留5~6秒繼續操作臉部按摩

▼臉部按摩動作

一.摩擦動作friction指壓動作Shiatsu action

準備動作雙手貼於下巴位置停3秒左右，然後雙手同時上滑動至太陽穴做揉壓的動作，然後中指固定在太陽穴大拇指放在眉心位置，大拇指從眉心向上垂直滑至髮際線，再延著髮際線外開下滑至太陽穴→滑至下巴的位置。重複動作三次。

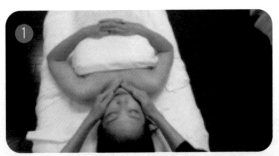

準備動作雙手貼於下巴位置停3秒左右

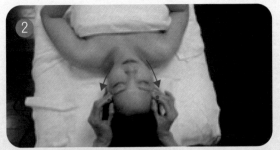

然後雙手同時上滑動至太陽穴
做揉壓的動作

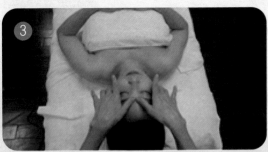

然後中指固定在太陽穴
大拇指放在眉心位置

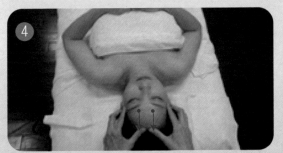

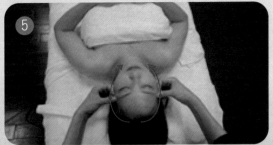

大拇指從眉心向上垂直滑至髮際線，
再延著髮際線外開下滑至太陽穴→滑至下巴的位置。重複動作三次

二.揉捏動作Petrissage

以拇指跟食指中指在下顎骨，由左耳下輕輕揉捏到右耳下。來回二次。

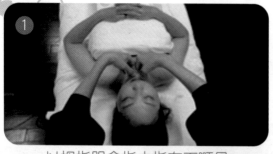

以拇指跟食指中指在下顎骨

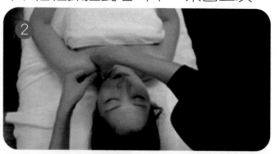

由左耳下輕輕揉捏到右耳下

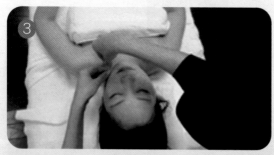

來回二次

三.揉捏動作Petrissage

以拇指跟食指中指在頰骨作交替揉捏動作，由左頰從內而外三圈然後。換邊操作。

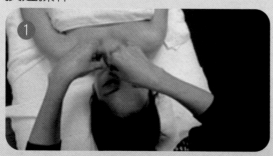

以拇指跟食指中指在頰骨
作交替揉捏動作

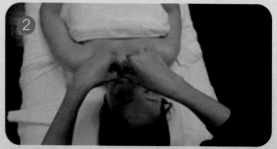

左頰從內而外三圈然後。再換邊操作

四.揉捏動作Petrissage

以拇指跟食指中指在眉毛做揉捏動作，由左眉頭至眉尾然後往上畫八字再到另外一邊的眉頭開始操作，換邊。重複兩次。

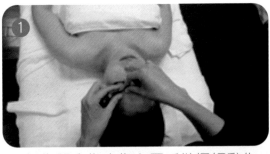

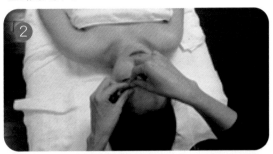

以拇指跟食指中指在眉毛做揉捏動作　　　由左眉頭至眉尾然後往上

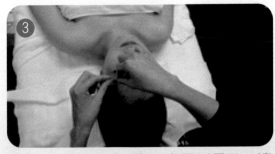

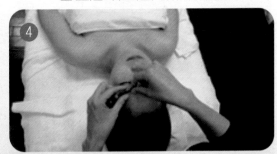

畫八字再到另外一邊的眉頭開始操作，換邊

五.揉捏動作Petrissage、指壓動作Shiatsu action

1. 以拇指跟食指同時做揉捏的動作，由耳垂輕輕揉捏到耳尖。來回二次。
2. 承上位置做來回指滑摩擦安撫動作。由下往上重複數次。
3. 在耳朵前用食指，耳後用中指同時指壓。由下往上重複兩次。

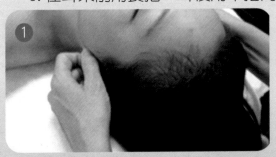

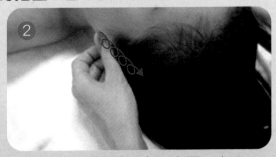

以拇指跟食指同時做揉捏的動作，由耳垂輕輕揉捏到耳尖。來回二次

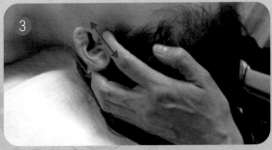

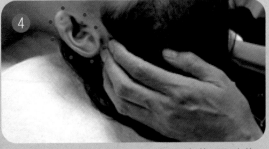

承上位置，做來回指滑摩擦安撫動作。
由下往上重複數次

在耳朵前用食指，耳後用中指同時指
壓。由下往上重複兩次

106

六. 拍擊動作Tapotement

以手指腹像鋼琴一樣輕彈全臉由下往上。

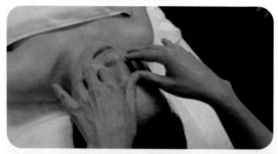

以手指腹像鋼琴一樣輕彈全臉由下往上

七. 摩擦動作friction、掌壓動作Palm pressure

重複臉部的第一個按摩動作，第三次操作完畢之後雙掌在額頭做交疊按壓約10秒鐘。然後雙手在眼睛上方做遮眼的動作約10秒，然後手部慢慢移開至操作者兩旁，做彈指的動作。深呼吸雙手合十結束按摩動作。完成臉部按摩。

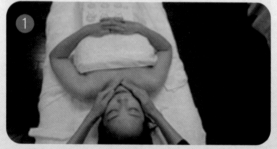

重複臉部的第一個按摩動作

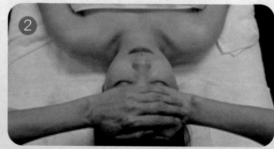

第三次操作完畢之後雙掌在額頭做交疊按壓約10秒鐘

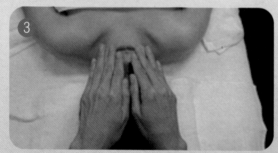

然後雙手在眼睛上方做閉光的動作約10秒，然後手部慢慢移開至操作者兩旁

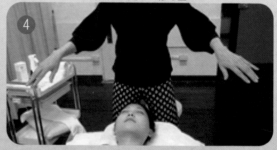

做彈指的動作

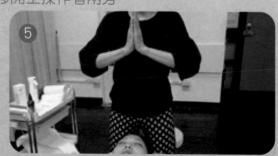

呼吸雙手合十結束按摩動作。完成臉部按摩

學科部分

（職業道德、瑞典式按摩介紹與歷史、生理學、衛生行為、瑞典式按摩手技）

百題練習（一）

1. (3) 16世紀由一位法國著名的現代手術創立者Ambroise Paré（1517- 1590）開始針對在手術後 (1)骨骼接合 (2)疤痕 (3)關節攣縮及傷口癒合 (4)復健 使用按摩來治療。

2. (2) 雙手或單手的手掌面接觸時，被按摩者是身體表面以特定的方向進行撫摩的動作稱 (1)雙手震顫 (2)推撫法 (3)抓舉 (4)揉捏。

3. (4) 較深層的推撫按摩應依 (1)骨骼走向 (2)皮膚走向 (3)血液走向 (4)肌肉走向施行。

4. (1) 手掌切法是伸直五個手指再以 (1)小指側扣打 (2)掌心輕拍 (3)搖動小指側觸擊 (4)各指頭輕擊 體表。

5. (3) 表而淺的推撫法，應在 (1)骨骼節 (2)上皮節 (3)神經皮節 (4)淋巴結 的分布區以動作的節拍。

6. (2) 瑞典式按摩具深層的推撫法力道較重是刺激 (1)腦神經 (2)骨骼、肌肉 (3)皮膚彈性 (4)脊髓液 的本體感受器。

7. (1) 瑞典式按摩的按摩中輕擦法是 (1)加強皮脂腺和汗腺的分泌 (2)促進頭髮的烏黑和光澤 (3)增加胃酸和膽汁的分泌 (4)促進甲狀腺素的分泌。

8. (4) 何是瑞典式按摩的手法 (1)美膚 (2)鬆動表皮與皮下組織之間排除長期水腫 (3)瘦身 (4)加強肌耐力手法在進行中，不得時快、時慢、時輕和時重，要求柔和均勻持久穩力。

9. (4) 瑞典式按摩的手法壓迫法下列那一手法不屬於壓迫法 (1)提拿 (2)擠壓 (3)滾動 (4)以上皆是 並使肌肉伸展至最大。

10. (3) 瑞典式按摩的壓迫法施行於表面組織、肌肉、韌帶 通常以較 (1)慢速 (2)節律性 (3)連續性 (4)以上皆是 的動作施行。

11. (4) 如遇急性肌肉撕裂傷（如血腫）不可施以深層應 (1)揉按 (2)推撫 (3)掌切 (4)施以力道極輕之按摩。

12. (2) 為保護按摩者本身，防止職業傷害，工作時必備步驟亦考量減少 (1)雙掌震顫所產生快速而強烈的動作 (2)被按摩者在接受按摩時得不停的轉位 (3)以掌心緊貼體表按擦的是輕擦 (4)力道極輕 之按摩。

13. (1) 基礎按摩油是常用的介質，使用基礎按摩油的目的主要是 (1)減少肌膚與手掌造成不適的摩擦 (2)癒合皮膚傷口 (3)加強肌肉活性 (4)達到更好的放鬆。

14. (1) 按摩時須能帶動皮下組織，而隨手勢運作的是 (1) 捏 (2) 揉 (3) 扣 (4) 打。

15. (4) 在相同的手法，而不同施行速度與節率下，可能造成 (1) 一樣的效果 (2) 更加鎮定 (3) 消除疲勞 (4) 完全相反的效果。

16. (1) 瑞典式按摩中，壓迫法所產生快速而強烈的動作，是發自 (1) 上下按壓 (2) 環旋轉 (3) 左右推擦 (4) 靜止性用力。

17. (2) 以推撫而言何者正確 (1) 快節率的推撫可造成刺激骨骼敏感度的效果 (2) 快節率的推撫可造成刺激肌肉敏感度的效果 (3) 快節率的推撫可造成刺激神經敏感度的效果 (4) 快節率的推撫可造鎮定放鬆的效果。

18. (1) 對瑞典式按摩的推撫而言比較慢的推撫為 (1) 較慢節率的推撫可造成刺激骨骼敏感度的效果 (2) 較慢節率的推撫可造成刺激肌肉敏感度的效果 (3) 較慢節率的推撫可造成刺激神經敏感度的效果 (4) 較慢節率的推撫可造鎮定放鬆的效果。

19. (3) 施行瑞典式按摩時需把人體組織約略分為幾層 (1) 一層 (2) 兩層 (3) 三層 (4) 四層。

20. (4) 施行深度與壓力 (Depth and pressure) 的按摩時人體組織約略分為 (1) 皮膚 (2) 皮下組織層 (3) 肌肉層與骨骼層 (4) 以上皆是。

21. (1) 按摩時多施行於 (1) 前兩層 (2) 前一層 (3) 前三層 (4) 前四層，依施予壓力的不同，影響組織的深度亦不同。

22. (4) 施予瑞典式按摩時伸展五指，當四指指腹觸擊體表時按摩時施行於前兩層, 是哪兩層 (1) 肌肉層與骨骼層 (2) 皮下組織層與肌肉層 (3) 皮下組織與蜂窩組織層 (4) 皮膚與皮下組織層。

23. (1) 瑞典式按摩時，動作方向（direction）(1) 以肌肉方向為主 (2) 以淋巴走向方向為主 (3) 以毛幹方向為主 (4) 以上皆是。

24. (1) 瑞典式按摩時不同按摩手法有 (1) 相同的動作方向 (2) 不同的動作方向 (3) 任意的動作方向 (4) 以上皆是。

25. (2) 瑞典式按摩時推撫以 (1) 直行肌肉方向為主 (2) 平行肌肉方向為主 (3) 橫行肌肉方向為主 (4) 反行肌肉方向為主。

26. (1) 瑞典式按摩法則以 (1) 直行肌肉方向為主 (2) 平行肌肉方向為主 (3) 橫行肌肉方向為主 (4) 垂直肌肉方向為主。

27. (4) 瑞典式按摩 按摩技術的要素 (1) 動作方向 (direction) (2) 施行深度與壓力（Depth and pressure）(3) 速度及節率（rate and rhythm）(4) 以上皆是。

28. (4) 何者非瑞典式按摩法（Swedish massage）手法 (1) 撫推 (2) 壓迫 (3) 振動 (4) 雙拳震顫。

29. (1) 瑞典式按摩手掌搖動腕部，再輕觸體表的是? (1) 拍擊 (2) 壓迫 (3) 振動 (4) 摩擦手法

30. (2) 工作場合中按摩的禁忌與注意事項何者可按摩 (1) 有急性感染或發炎的情形 (2) 疲勞者 (3) 敗血性關節炎 (4) 蜂窩性組織炎。

31. (1) 瑞典式按摩中以一掌按體表, 另手掌在皮膚上互擦的是 (1) 撫摸法 (2) 雙拳震顫 (3) 掌震顫 (4) 指震顫。

32. (4) 按摩的禁忌何者為是 (1) 靜脈曲張 (2) 血友病 (3) 全身性水腫 (4) 以上皆是。

33. (1) 瑞典式按摩動作中將肢體行拉曳或伸展運動的是? (1) 運動法 (2) 屈伸法 (3) 展收法 (4) 迴旋法。

34. (2) 瑞典式按摩要排除肌肉的乳酸的按摩手法，效果比較好的是用? (1) 撫推 (2) 揉捏法 (3) 扣打法 (4) 運動法。

35. (4) 瑞典式按摩施運動法主要的功能是? (1) 鎮靜神經 (2) 皮下消腫 (3) 加強骨骼 (4) 靈活關節。

36. (3) 瑞典式按摩下列何種手法沒有單獨用到拇指? (1) 輕擦法 (2) 按壓法 (3) 運動法 (4) 揉捏法。

37. (2) 瑞典式按摩可以促進皮脂腺和汗腺分泌的手法是? (1) 揉捏法 (2) 輕擦法 (3) 震顫法 (4) 扣打法。

38. (4) 瑞典式按摩按摩的主要目的是 (1) 提高肌肉的耐力 (2) 增加肌肉的張力 (3) 降低血液的循環 (4) 減少乳酸的堆積。

39. (3) 瑞典式按摩要促使局部血管擴張、充血等，用何種手法效果最大? (1) 拍擊 (2) 按壓法 (3) 運動法 (4) 揉捏法。

40. (4) 瑞典式按摩按摩的臨床應用? (1) 幫助局部柔軟 (2) 全身性放鬆 (3) 減輕疼痛 (4) 以上皆是。

41. (4) 按摩的臨床應用何者為非 (1) 肌肉組織的傷害 (2) 肌腱組織的傷害 (3) 韌帶組織的傷害 (4) 蜂窩組織的傷害。

42. (2) 瑞典式按摩深層的推撫力道較重，以刺激骨骼、肌肉的本體感受是 (1) 揉按法 (2) 推撫法 (3) 掌切法 (4) 運動法之按摩。

43. (3) 瑞典式按摩鎮靜組織功能的按壓手法，局部施壓時應 (1) 弱而短暫的按壓 (2) 強而短暫的按壓法 (3) 強而持續性的按壓 (4) 隨性的 按壓。

44. (1) 瑞典式按摩用手掌輕擦腹部，可以促進 (1) 腸胃蠕動 (2) 心臟跳動 (3) 肺臟功能 (4) 胰臟分泌。

45. (2) 通常在做完全身按摩之後，血液循環會增快，因而產生下列何種影響 (1) 增加心臟的負擔 (2) 減輕心臟的負擔 (3) 增加肺臟的負擔 (4) 身體沒有任何影響。

46. (3) 瑞典式按摩使用的按壓法又叫做 (1) 輕壓法 (2) 重壓法 (3) 壓迫法 (4) 強壓法。

47. (2) 瑞典式按摩中兩指腹輕擦法，主要的施術部位在 (1) 上肢和下肢 (2) 手指和腳趾 (3) 手背和腳背 (4) 手心和腳底。

48. (4) 瑞典式按摩壓迫法通常非用在 (1) 臀部 (2) 腰部 (3) 背部 (4) 頭部。

49. (1) 瑞典式按摩施按壓迫法時，所用的力量應 (1) 慢慢的增強，再慢慢的減弱 (2) 慢慢的增強，再快快的減弱 (3) 快快的增強，再慢慢的減弱 (4) 隨性的增強，再隨性的減弱。

50. (2) 瑞典式按摩施拇指壓或手掌壓時 (1) 只能用雙手操作 (2) 單手及雙手操作皆可 (3) 只能用單手操作 (4) 一手施拇指壓，另一手施手掌壓。

51. (4) 當以肘關節運動按摩時適合用 (1) 輕壓法 (2) 重壓法 (3) 壓迫法 (4) 運動法。

52. (2) 施於顳兩側的揉捏，通常都從? (1) 顳後到前額 (2) 前額到顳後 (3) 顳下到顳上 (4) 顳上到顳下。

53. (4) 瑞典式按摩何者非拍擊法 (Tapoment) (1) 扣擊 (2) 掌拍 (3) 拳扣 (4) 運動。

54. (1) 通常兩掌合拍以掌心輕搥體表的手法是用 (1) 掌拍法 (2) 搥法 (3) 搖法 (4) 掌切法。

55. (1) 瑞典式按摩使用的中先壓迫軟組織 提拿、擠壓、滾動、並使肌肉伸展至最大範圍 施行於表面組織、肌肉、韌帶 通常以較慢速節律性及連續性動作施行是? (1) 壓迫法 (2) 滾動法 (3) 按壓法 (4) 輕擦法。

56. (3) 瑞典式按摩使用的雙掌震顫常施術在胸腹部和 (1) 頸部 (2) 肩部 (3) 腰部 (4) 臀部。

57. (1) 瑞典式按摩使用在按摩的絕對禁忌症是 (1) 靜脈血栓及血管瘤部位 (2) 消化不良 (3) 肌肉疲勞 (4) 頭痛時。

58. (4) 按摩當中的機械效應何者不正確 (1) 鬆動粘黏部分的組織 (2) 藉由搓、揉、擠、壓能將肌肉及結締組織粘黏得到改善 (3) 纖維化的部分鬆脫 (4) 讓靜脈曲張得到改善。

59. (1) 瑞典式按摩使用中請對方仰臥，一手握膝關節，另一手握住踝關節上緣，緩緩向腹部推進，是 (1) 運動法 (2) 滾動法 (3) 按壓法 (4) 輕擦法。

60. (1) 瑞典式按摩使用中輕擦腹部時，多按何種走向進行？(1) 順時針 (2) 逆時針 (3) 橫向 (4) 縱向。

61. (2) 按壓法中施予的手肘壓，常用於何處？(1) 胸、腹部 (2) 腰、臀部 (3) 頭、頸部 (4) 上肢。

62. (1) 在前胸、腹部位的按摩須避免使用？(1) 拳打 (2) 雙掌震顫 (3) 手掌輕擦 (4) 手掌揉捏。

63. (4) 瑞典式按摩的全身按摩，通常最不適合先從何處開始？(1) 腰部 (2) 小腿 (3) 肩部 (4) 腹部。

64. (1) 當在腹部施以輕擦時，最常用的是？(1) 手掌輕擦 (2) 指髁輕擦 (3) 拇指輕擦 (4) 手肘輕擦。

65. (1) 當在後頸部的扣打最好採用何手法？(1) 掌切法 (2) 揉捏法 (3) 震顫法 (4) 手掌揉捏法

66. (4) 瑞典式按摩中指腹揉按法較常用在？(1) 腰部 (2) 臀部 (3) 小腿 (4) 頸部。

67. (2) 瑞典式按摩中在肚臍周圍作迴旋輕擦時，應該用手部的 (1) 指頭 (2) 拳頭 (3) 指關節 (4) 拇指側。

68. (1) 瑞典式按摩中在臀部施輕擦法時，比較適合用？(1) 手掌和掌跟 (2) 指節 (3) 拇指 (4) 兩指。

69. (3) 瑞典式按摩中在上肢局部按摩時，可做抓舉揉捏的部位是在 (1) 手背和掌心 (2) 四指關節 (3) 肱二頭肌和肱三頭肌 (4) 肘關節和腕 關節。

70. (4) 腳底按摩時最常用的手法是 (1) 雙掌震顫 (2) 突手式 (3) 柳手法 (4) 拇指壓和拳打。

71. (2) 瑞典式按摩中按摩肩、背部時，通常在施輕擦法之前，可先抓舉 (1) 三角肌 (2) 斜方肌 (3) 胸鎖乳突肌 (4) 後頸部。

72. (1) 瑞典式按摩中壓迫法中的提拿法，最適宜用在 (1) 背部 (2) 顱頂 (3) 胸前 (4) 腕關節

73. (3) 瑞典式按摩中大多數在各局部按摩時，都先用 (1) 運動法 (2) 指壓法 (3) 輕擦法 (4) 扣打法。

74. (4) 瑞典式按摩中在小腿腓腸肌處按摩時，多採用? (1) 運動法 (2) 指壓法 (3) 輕擦法 (4) 抓舉揉捏。

75. (2) 小腿局部按摩時小心應避免捏到 (1) 跟腱 (2) 脛骨 (3) 比目魚肌 (4) 腓腸肌。

76. (1) 瑞典式按摩中在全身各部位，差不多都可以用到揉捏的是? (1) 拇指揉捏 (2) 兩指揉捏 (3) 四指揉捏 (4) 抓舉揉捏。

77. (1) 瑞典式按摩中在基本手法的按壓法中，使用次數較多的是? (1) 拇指指壓 (2) 手掌壓 (3) 掌跟壓 (4) 手肘壓。

78. (2) 瑞典式按摩中拍擊法 (Tapoment) 中的搖法 (Shaking) 比較適合用? (1) 顱頂 (2) 小腿 (3) 肘關節 (4) 背、臀部。

79. (3) 瑞典式按摩中施頸部運動法時，宜請對方採? (1) 仰臥位 (2) 俯臥位 (3) 坐姿 (4) 側臥位。

80. (1) 瑞典式按摩中四肢伸展按摩常用的基本手法是? (1) 運動法 (2) 輕擦法 (3) 曲手法 (4) 扣打法。

81. (2) 瑞典式按摩中摩擦法 (friction) 深層推撫比較適合用在 (1) 手指 (2) 肩、背部 (3) 腳背 (4) 膝關節。

82. (1) 瑞典式按摩中上、下肢局部按摩中，如施適宜的運動法，多在各式揉捏手法之 (1) 後 (2) 前 (3) 中 (4) 混合使用。

83. (4) 瑞典式按摩中施側頸部揉捏時，通常手法的走向是 (1) 由外而內 (2) 由內而外 (3) 由下而上 (4) 由上而下。

84. (2) 下列何者不是胰臟所分泌之消化酵素 (1) 胰澱粉脢 (2) 胰島素 (3) 胰脂脢 (4) 胰蛋白脢。

85. (2) 當胰臟分泌胰液，是注入消化管的那一部份 (1) 胃 (2) 十二指腸 (3) 空腸 (4) 迴腸。

86. (4) 在小腸各種運動中促進養分被吸收的作用的是? (1) 蠕動 (2) 分解運動 (3) 擺動運動 (4) 絨毛運動。

87. (2) 在人體口腔內有三對唾腺，其中那一對最大 (1) 舌下腺 (2) 耳下腺 (3) 頷下腺 (4) 扁桃腺。

88. (4) 眼睛看東西影像會投射在眼球的部份是 (1) 鞏膜 (2) 角膜 (3) 脈絡膜 (4) 視網膜。

89. (3) 角膜表面不規則，會引起何種視力異常的是 (1) 近視 (2) 遠視 (3) 散光 (4) 弱視。

90. (1) 細胞「能量工廠」指細胞的何部份 (1) 粒線體 (2) 核糖體 (3) 高基氏體 (4) 內質網。

91. (2) 人在單位時間內所排出之二氧化碳量與吸入之氧氣量的比值稱之 (1) 肺活量 (2) 呼吸商數 (3) 呼吸總數 (4) 換氣 餘氣量。

92. (1) 食物在體內消化後，過多的血糖，可形成肝糖，貯藏在肝臟或肌肉中，此種同化作用稱為 (1) 肝糖新生 (2) 糖質新生 (3) 糖質轉換 (4) 糖類代謝。

93. (3) 小腸絨毛中一條淋巴管是 (1) 絨毛管 (2) 胸管 (3) 乳糜管 (4) 歐氏管。

94. (4) 腦部中有運動平衡中樞的是 (1) 大腦皮質 (2) 中腦 (3) 間腦 (4) 小腦。

95. (2) 人類的體溫、食慾和口渴、血壓及睡眠中樞是 (1) 延腦 (2) 間腦 (3) 胼胝體 (4) 松果體。

96. (1) 以下何者不屬於混合神經 (1) 動眼神經 (2) 三叉神經 (3) 顏面神經 (4) 舌咽神經。

97. (4) 眼球轉動的控制外在肌共有幾條 (1) 三條 (2) 四條 (3) 五條 (4) 六條。

98. (4) 以下何者不屬於人體基本組織 (1) 上皮組織 (2) 結締組織 (3) 肌肉組織 (4) 脂肪組織

99. (4) 以下何者不屬骨盆腔內的器官 (1) 直腸 (2) 膀胱 (3) 內生殖器官 (4) 肝。

100. (1) 人體組織中運動系統約佔成人體重 (1) 60% (2) 20% (3) 30% (4) 50%。

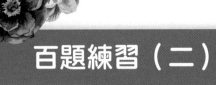

百題練習（二）

1. (4) 身體按摩最大效益是 (1) 增加肌肉大小 (2) 增強肌肉力量 (3) 促進神經再生 (4) 鬆弛肌肉，幫助局部或全身放鬆。

2. (1) 在同個地方用大力敲打很久局部會 (1) 紅腫發炎 (2) 舒爽 (3) 鎮靜 (4) 沒有不良影響。

3. (1) 被按摩者在按摩前最好先 (1) 溫水浴 (2) 運動 (3) 用餐 (4) 喝水。

4. (4) 當腹部按摩時應讓對方 (1) 抬高雙腿 (2) 平放雙腿 (3) 盤起雙腿 (4) 屈膝雙腿。

5. (3) 幫助腸胃蠕動和幫助排便的按摩部位是 (1) 上肢和下肢 (2) 肩部和背部 (3) 腰部和腹部 (4) 頭部和頸部。

6. (4) 下列按摩時局部較敏感的部位是 (1) 胸腹部 (2) 足底 (3) 手掌 (4) 鼠蹊部。

7. (2) 幫女性按摩頭部時應注意 (1) 戴上髮夾及髮飾 (2) 取下髮夾及髮飾 (3) 隨興就好 (4) 沒有影響。

8. (4) 按摩工作者如患了傳染病時應 (1) 邊就醫邊工作 (2) 戴口罩工作 (3) 絕對應守祕密，否則影響工作 (4) 暫時停止工作。

9. (1) 按摩工作者工作時應 (1) 穿工作服並戴口罩 (2) 穿白布鞋 (3) 穿運動服 (4) 穿襯衫。

10. (4) 如遇被按摩者膝關節有水腫時，應在何處施按摩 (1) 小腿 (2) 腳背 (3) 腳底和小腿 (4) 大腿。

11. (1) 按摩的工作環境應當具 (1) 燈光柔和，空氣清新 (2) 燈光明亮，增加活力 (3) 裝設霓虹燈，增加氣氛 (4) 沒有影響。

12. (2) 能幫助心肺功能的按摩部位是? (1) 頭部和頸部 (2) 肩部和背部 (3) 腰部和臀部 (4) 上肢和下肢。

13. (4) 如遇酗酒者應先由那一部位按摩 (1) 頭部 (2) 肩頸部 (3) 胸腹部 (4) 上、下肢。

14. (2) 一般長者的骨質較疏鬆在做運動法時應? (1) 特別放心 (2) 特別小心 (3) 特別用力 (4) 沒有關係。

15. (1) 舉止言談對按摩工作何者適宜 (1) 不批評別人，不談他人隱私 (2) 談話語言曖昧，引起他人注意 (3) 唉聲歎氣，引起他人憐憫 (4) 談論個人觀點，爭取他人共識。

16. (2) 運動法的功能是 (1) 主動性運動 (2) 被動性運動 (3) 抵抗性運動 (4) 矯正性運動。

17. (1) 按摩工作中不適宜 (1) 找話題與對方交談 (2) 聽舒壓的音樂 (3) 穿柔和的衣服 (3) 請對方放鬆。

18. (3) 下列對按摩而言，陰陽的敘述何者為非 (1) 男為陽，女為陰 (2) 上為陽，下為陰 (3) 前為陽，後為陰 (4) 外為陽，內為陰。

19. (4) 人體中最長最粗大的骨是 (1) 髖骨 (2) 肱骨 (3) 尺骨 (4) 股骨。

20. (1) 人體踝關節內側有一隆起內踝是位於 (1) 脛骨 (2) 腓骨 (3) 距骨 (4) 跟骨。

21. (3) 人體上肢腕骨共有幾塊 (1) 六塊 (2) 七塊 (3) 八塊 (4) 九塊。

22. (2) 人體的骨質中含大量的 (1) 鐵 (2) 鈣 (3) 碘 (4) 鉀。

23. (4) 人體中重要的主要支架是 (1) 鎖骨 (2) 股骨 (2) 骨盆 (4) 脊柱。

24. (3) 人體的兩髂骨棘是最高點的連線，恰好通過腰椎棘突的 (1) 第二腰椎 (2) 第三腰椎 (3) 第四腰椎 (4) 第五腰椎。

25. (1) 人體的頭骨縫合處是？ (1) 不可動關節 (2) 微動關節 (3) 可動關節 (4) 僅運動時可動。

26. (1) 當足底朝內時又稱 (1) 內翻 (2) 內旋 (3) 內收 (4) 內展。

27. (3) 人體的骶骨是由幾塊薦椎合併而成 (1) 三塊 (2) 四塊 (3) 五塊 (4) 六塊。

28. (4) 和肩胛骨骨頭外側上端相連的是 (1) 肱骨 (2) 頸椎 (3) 肋骨 (4) 鎖骨。

29. (4) 人體的脊椎骨是 (1) 扁平骨 (2) 短骨 (3) 扁平骨和長骨 (4) 不規則骨。

30. (3) 人體的兩肩胛骨的下角連線通往 (1) 第十一胸椎 (2) 第九胸椎 (3) 第七胸椎 (4) 第五胸椎。

31. (1) 人體的兩肩胛棘內側端連線通過 (1) 第三胸椎 (2) 第四胸椎 (3) 第五胸椎 (4) 第六胸椎。

32. (3) 人體的顱骨上矢狀縫在？ (1) 額骨與頂骨之間 (2) 頂骨與枕骨之間 (3) 兩塊頂骨之間 (4) 頂骨與顳骨之間。

33. (4) 位於腕關節和手指間是 (1) 肘關節 (2) 踝關節 (3) 指關節 (4) 掌指關節。

34. (1) 人體的脛骨和腓骨遠端關節是屬 (1) 韌帶縫合 (2) 軟骨結合 (3) 黏液囊 (4) 滑膜。

35. (3) 人體脊柱中的胸椎共有幾塊 (1) 十塊 (2) 十一塊 (3) 十二塊 (4) 十三塊。

36. (3) 人體的足部跗骨共有幾塊 (1) 五塊 (2) 六塊 (3) 七塊 (4) 八塊。

37. (2) 人體的肩關節是屬於 (1) 滑動關節 (2) 杵臼關節 (3) 樞紐關節 (4) 車軸關節。

38. (4) 人體的手腕關節是屬於 (1) 樞紐關節 (2) 滑動關節 (3) 車軸關節 (4) 橢圓關節。

39. (1) 人體的胸骨和鎖骨之間的關節稱 (1) 滑動關節 (2) 車軸關節 (3) 樞紐關節 (4) 杵臼關節。

40. (2) 人體的左右髖骨和中間的骨構成何骨? (1) 髖關節 (2) 骨盆 (3) 大轉子 (4) 恥骨聯合。

41. (4) 人體的椎間盤又稱微動關節其關節結構性是屬? (1) 韌帶性 (2) 滑液性 (3) 嵌合性 (4) 軟骨性。

42. (3) 人體較靠近中線的部位稱 (1) 近側 (2) 外側 (3) 內側 (4) 遠側。

43. (1) 人體的肌肉具有高度延展性是 (1) 平滑肌 (2) 橫紋肌 (3) 骨骼肌 (4) 心肌。

44. (2) 人體不受意志支配具自主節律性收縮的肌肉稱? (1) 骨骼肌 (2) 心肌 (3) 隨意肌 (4) 橫紋肌。

45. (1) 常見人體骨關節面的是 (1) 透明軟骨 (2) 黃色軟骨 (3) 彈性軟骨 (4) 纖維軟骨。

46. (4) 人體的血管壁和淋巴管壁屬 (1) 橫紋肌 (2) 心肌 (3) 隨意肌 (4) 平滑肌。

47. (3) 人體體內製造紅血球、白血球和血小板是 (1) 肝臟 (2) 血管 (3) 骨髓 (4) 心臟。

48. (2) 人體肘觸的肘關節內外兩側有小而圓的突起處稱? (1) 骨頭 (2) 上髁 (3) 莖突 (4) 結節。

49. (4) 人體的骨內或骨表有一凹陷處稱 (1) 道 (2) 竇 (3) 孔 (4) 窩。

50. (2) 人體將四肢向軀體中線移近時稱 (1) 旋後 (2) 內收 (3) 外展 (4) 外翻。

51. (2) 人體的骨可作屈伸和外展、內收、旋轉及迴旋運動的關節稱? (1) 指關節 (2) 髖關節 (3) 肘關節 (4) 膝關節。

52. (3) 人體能分泌黏稠液體可供作關節潤滑劑的是? (1) 透明軟骨 (2) 黏液囊 (3) 滑膜 (4) 透明軟骨。

53. (3) 人體的肩關節作外展運動時可收縮的肌肉纖維稱 (1) 胸大肌 (2) 胸鎖乳突肌 (3) 三角肌 (4) 肱肌。

54. (2) 人體肱二頭肌及肱肌的收縮因此肘關節動作 (1) 迴旋運動 (2) 屈曲運動 (3) 旋前運動 (4) 伸展運動。

55. (4) 在人體關節中具有十字韌帶的是 (1) 踝關節 (2) 髖關節 (3) 腕關節 (4) 膝關節。

56. (3) 在人體小腿後側下端正中具有一堅硬筋肉是? (1) 脛骨 (2) 三角韌帶 (3) 跟腱 (4) 關節軟骨。

57. (2) 當人體的頭部偏向一側的上方作用收縮的肌肉是 (1) 闊背肌 (2) 胸鎖乳突肌 (3) 頰肌 (4) 三角肌。

58. (4) 在人體肩關節之處，可幫助伸展手臂之肌肉是 (1) 頸夾肌 (2) 胸鎖乳突肌 (3) 肋間肌 (4) 背闊肌。

59. (3) 在人體中上自枕骨下至髖骨，而在脊柱棘突和橫突之間之肌肉是? (1) 髂骨肌 (2) 背闊肌 (3) 豎棘肌 (4) 斜方肌。

60. (1) 在人體中的胸大肌作用於能使上臂作? (1) 內收運動 (2) 外旋運動 (3) 伸展運動 (4) 外展運動。

61. (3) 在人體中的三角肌呈三角形從自鎖骨、肩峰及肩胛脊的止端是? (1) 肱骨前側 (2) 肱骨後側 (3) 肱骨三角肌粗隆 (4) 肱骨前側上髁。

62. (3) 在人體中的位在肱骨後側，起自肩胛骨是? (1) 喙肱肌 (2) 肱二頭肌 (3) 肱三頭肌 (4) 肱肌。

63. (2) 在人體中位於大腿外展的肌肉是? (1) 大腿內收肌群 (2) 臀中肌 (3) 大腿後肌 (4) 臀大肌。

64. (4) 人體中的最長一條肌肉稱 (1) 斜方肌 (2) 豎棘肌 (3) 闊背肌 (4) 縫匠肌。

65. (3) 當人在走路、跑步及跳躍時協助的必要肌肉稱? (1) 棘上肌 (2) 斜方肌 (3) 腓腸肌 (4) 闊背肌。

66. (2) 在人體關節中運動有關的接收器在 (1) 黏液囊 (2) 關節囊和韌帶 (3) 軟骨 (4) 滑膜。

67. (4) 人體壓力刺激的感覺接受器是 (1) 神經 (2) 韌帶 (3) 關節 (4) 皮膚。

68. (1) 在人體中肋骨與胸骨形成胸廓，請問上七對撐？(1) 真肋骨 (2) 浮動肋骨 (3) 假肋骨 (4) 懸肋骨。

69. (4) 人體中位最上層的前腹壁肌肉中是？(1) 腹內斜肌 (2) 腹外斜肌 (3) 腹橫肌 (4) 腹直肌。

70. (2) 人體中的脛骨前肌可於踝關節處將腳彎曲，此肌肉稱？(1) 內收 (2) 背屈 (3) 外旋 (4) 蹠屈。

71. (2) 人體中能使肩胛骨上舉動作肌肉稱？(1) 胸大肌 (2) 斜方肌 (3) 三角肌 (4) 胸鎖乳突肌。

72. (3) 人體中可使腰部的脊柱向側彎曲的肌肉是？(1) 大圓肌 (2) 腰肌 (3) 腰方肌 (4) 豎棘肌。

73. (1) 人體中肱三頭肌止於尺骨鷹嘴突，能使前臂動作？(1) 伸展 (2) 屈曲 (3) 旋前 (4) 內收。

74. (4) 臀大肌可作大腿向外迴旋和 (1) 內收 (2) 外展 (3) 屈曲 (4) 伸展。

75. (3) 人體中的腓腸肌及比目魚肌同時止於跟腱其動作是？(1) 背屈腳 (2) 腳外翻 (3) 蹠屈 (4) 腳內翻。

76. (4) 請問在人體的上肢最長的骨稱 (1) 尺骨 (2) 橈骨 (3) 鎖骨 (4) 肱骨。

77. (3) 請問下列何者屬於背部淺層肌 (1) 肩胛下肌 (2) 菱形肌 (3) 斜方肌 (4) 豎脊肌。

78. (1) 下列何者是皮脂腺分布最多的地方 (1) 是面部及頭部 (2) 是手掌和腳底 (3) 是大腿和小腿 (4) 是胸腹部。

79. (2) 請問在膝蓋面有一滑骨稱 (1) 距骨 (2) 髕骨 (3) 腓骨 (4) 脛骨。

80. (3) 下列何者是能產生較大熱量的器官 (1) 腸胃 (2) 心臟 (3) 骨骼肌 (4) 肺臟。

81. (4) 請問在膝關節裡的滑膜附於？(1) 黏液囊內 (2) 韌帶與肌肉內 (3) 黏液囊內 (4) 關節囊內。

82. (2) 黏液囊內位在下腹部與大腿間的腹股溝稱？(1) 恥骨聯合 (2) 鼠蹊部 (3) 闌尾 (4) 坐骨結節。

83. (1) 請問運動器官是指人體的何部位？(1) 骨骼和肌肉 (2) 大腦 (3) 上肢和下肢 (4) 運動神經。

84. (2) 請問因運動肌肉張力增加而常保持著收縮狀態時，叫做 (1) 肌無力 (2) 肌強直 (3) 肌鬆弛 (4) 癱瘓。

85. (3) 下列何者是人體內最大的一條神經？(1) 股神經 (2) 正中神經 (3) 坐骨神經 (4) 股神經。

86. (1) 下列何者是交感神經受刺激後引起的反應 (1) 心跳加快 (2) 胃蠕動增加 (3) 心搏量減少 (4) 肛門括約肌鬆弛。

87. (1) 我們人在站立的姿態，必須靠視力才能站穩定這作用是在 (1) 小腦 (2) 延腦 (3) 下視丘 (4) 視丘。

88. (4) 人體腦部的視丘和下視丘是在 (1) 小腦 (2) 延腦 (3) 中腦 (4) 間腦。

89. (2) 人體的運動神經從大腦下至脊髓其交叉何處 (1) 中腦 (2) 延腦 (3) 間腦 (4) 小腦。

90. (3) 下列何是經過頸部的頸內動靜脈之間的神經 (1) 交感神經 (2) 三叉神經 (3) 迷走神經 (4) 副交感神經。

91. (4) 人體的腦與脊髓是屬於何神經系統 (1) 周圍神經系統 (2) 自主神經系統 (3) 交感神經系統 (4) 中樞神經系統。

92. (1) 請問人體在臂神經叢中可支配在三角肌和肩關節的分枝是 (1) 旋神經 (2) 橈神經 (3) 橈神經 (4) 正中神經。

93. (3) 如果臉部的單一側上下肌肉出現麻痺，病變的神經是 (1) 肋間神經 (2) 馬尾神經 (3) 顏面神經 (4) 迷走神經。

94. (2) 下列何者是維持身體平衡功能的器官 (1) 大腦皮質 (2) 小腦 (3) 延腦 (4) 脊髓。

95. (4) 請問人體的交感神經是屬於哪種神經系統 (1) 周圍神經系統 (2) 中樞神經系統 (3) 腦神經系統 (4) 自主神經系統。

96. (3) 請問人體負責傳導衝動，使骨骼肌收縮的是 (1) 腦神經系統 (2) 自主神經系統 (3) 周圍神經系統 (4) 中樞經系統。

97. (4) 如果副交感神經受到刺激會引起？(1) 腸胃蠕動減少 (2) 吸氣量大增 (3) 心跳加快 (4) 加速排便。

98. (1) 何者是消化道和呼吸道的內層組織 (1) 黏膜 (2) 心膜 (3) 滑膜 (4) 漿膜。

99. ⑵ 何者是供應心臟血液營養的動脈?⑴ 肺動脈 ⑵ 冠狀動脈 ⑶ 主動脈 ⑷ 主動脈肺靜脈。

100. ⑵ 下列何者是能夠把氧帶到組織細胞內 ⑴ 淋巴球 ⑵ 紅血球 ⑶ 白血球 ⑷ 血小板。

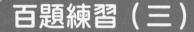

百題練習（三）

1. (1) 按摩的輕擦法，可以 (1) 加強皮脂腺和汗腺的分泌 (2) 促進頭髮的烏黑 (3) 增加膽汁的分泌 (4) 促進胃酸的分泌。

2. (4) 身體局部弱而短的按壓，對人體生理有何作用？(1) 鎮靜神經的功能 (2) 降低血壓的功能 (3) 利排尿的功能 (4) 興奮神經的功能。

3. (2) 可緩解遲鈍和麻木局部感覺的手法是 (1) 適當指壓法 (2) 適度扣打法 (3) 緩和的運動法 (4) 強而烈的揉捏法。

4. (1) 在按摩後的短時間內，血液中的紅血球會有何種變化？(1) 增加 (2) 減少 (3) 不變 (4) 不穩定。

5. (4) 按摩手法中的按壓法又稱指壓法，又叫做 (1) 指點法 (2) 肘壓法 (3) 掌壓法 (4) 壓迫法。

6. (2) 施作拇指輕擦法時的拇指正確部位是在拇指的? (1) 拇指之指尖 (2) 拇指之指腹 (3) 拇指之指根 (4) 拇指之指背。

7. (4) 下列按摩手法中，若以施作的常用與廣泛性而言，何種手法應用最廣？(1) 扣打法和運動法 (2) 震動法和扣打法 (3) 強擦法和運動法 (4) 輕擦法和指壓法。

8. (3) 下列按摩手法中，常施於手掌、手指和腳指的指壓法是：(1) 拇指按壓法 (2) 手掌按壓法 (3) 兩拇指按壓法 (4) 四指按壓法。

9. (1) 在胸腹部按摩時，可用的手法是：(1) 輕撫法 (2) 拳打法 (3) 掌打法法 (4) 扣打法。

10. (1) 在頭部按摩時，不可用的手法是? (1) 掌打法 (2) 拇指按壓法 (3) 四指按壓法 (4) 扣打法。

11. (3) 運動法通常都用在：(1) 胸腹部 (2) 腳底 (3) 四肢 (4) 頭部。

12. (4) 下列哪一個按摩手法不是瑞典式按摩法: (1) 扣打法 (2) 拇指按壓法 (3) 強擦法 (4) 柳手式。

13. (1) 下列何部位需輕巧，不可以施力左右轉動運動法？(1) 肘關節 (2) 肩關節 (3) 髖關節 (4) 頸部。

14. (2) 以上描述何者正確, 被術者仰臥屈膝，術者一手握膝關節，另一手握著腳踝上緣，兩手一起向腹部推進，反覆往返，這是哪一個運動手法？(1) 踝關節背屈運動法 (2) 髖關節迴旋運動法 (3) 屈膝屈髖運動法 (4) 膝關節屈伸運動法。

15. (2) 按摩手法裡的抓握揉捏，常運用手部的何部位施作？(1) 手掌側 (2) 拳 (3) 拇指 (4) 長根。

16. (4) 通常施局部輕擦法時，比較恰當的走向何者為是？(1) 逆著肌肉纖維和血流的走向進行 (2) 橫著肌肉纖維和血流的走向進行 (3) 不居形式的向四周繞動進行 (4) 順著肌肉纖維和血流的走向進行。

17. (4) 施作揉捏法時，最好不要揉捏到哪一組織部位? (1) 皮膚 (2) 肌肉 (3) 韌帶 (4) 骨骼。

18. (3) 瑞典式按摩哪部位先進行？(1) 頭、頸部和上肢 (2) 胸部、腹部和下肢 (3) 背部、腰部和下肢 (4) 頸部、上肢和下肢。

19. (3) 接受瑞典式按摩之按摩者在按摩之前最好先行 (1) 多喝飲料 (2) 多進食物 (3) 做溫水浴，穿輕薄衣 (4) 喝一杯小酒，抽一根煙。

20. (3) 要準備施做按摩時飯後多少時間內，要儘量避免在腹部按摩。(1) 二十分鐘內 (2) 四十分鐘內 (3) 一小時內 (4) 三十分鐘內。

21. (4) 當用手掌緩慢按壓腹部區域時除了配合呼吸的節奏，可以何種手法同時併施。(1) 輕擦法 (2) 屈手法 (3) 扣打法 (4) 震顫法。

22. (1) 受施者如患有開放性皮膚病和潰瘍性皮膚病，或燒傷燙傷等，按摩師應如何處理? (1) 應該婉轉說明並說明不可以幫他按摩的原因 (2) 可以幫他按摩，並促進傷口痊癒 (3) 按摩只要小心一點，不會有不良後果 (4) 將傷處完全包紮後即幫他按摩。

23. (4) 絕對禁止按摩的疾病? (1) 頸椎病 (2) 三叉神經痛 (3) 網球肘手 (4) 惡性腫瘤和結核性關節炎。

24. (3) 瑞典式全身按摩中，哪些部位不列入按摩的範圍? (1) 斜方肌 (2) 側頸部和太陽穴 (3) 鼠蹊部和扁桃腺 (4) 掌心和腳底。

25. (4) 當用手掌緩慢按壓腹部區域時除了配合呼吸的節奏，何者正確 (1) 輕擦全腹部以直線方式放鬆 (2) 以橫線拇指強擦全腹部 (3) 以扣打法扣打全腹部 (4) 以順時鐘方向按摩。

26. (2) 按摩業之管理，在中央主管機關為：(1) 教育部 (2) 衛福部 (3) 內政部 (4) 經濟部。

27. (1) 按摩業者應定期到公立醫療機構，接受健康檢查，其規定是多久一次？(1) 一年一次 (2) 兩年一次 (3) 三年一次 (4) 有病時才檢查。

28. (3) 在按摩中的手法裡強而持久的按壓，有何生理反應？(1) 活躍與興奮組織 (2) 增進血液循環組織 (3) 抑制和鎮靜組織 (4) 幫助新陳代謝。

29. (2) 拇指搖動法，是指哪一手法？(1) 輕擦法 (2) 揉捏法 (3) 扣打法 (4) 強擦法。

30. (4) 將雙掌震顫所產生的強烈的震動作用，是發自 (1) 拇指按壓 (2) 運動轉動 (3) 上下推擦 (4) 靜止性手部用力。

31. (1) 五指掌切，搖動腕部，再以指頭輕觸體表的手法是指哪一個手法？(1) 扣打法 (2) 運動式 (3) 輕擦法 (4) 揉捏法。

32. (2) 在肚臍周圍作按摩時，應該用手部的什麼部位施力？(1) 掌跟 (2) 全掌 (3) 指關節 (4) 拇指側。

33. (2) 運動法中上臂做後伸或外展時，受到牽引力量最大的肌肉是：(1) 肱二頭肌長頭 (2) 肱二頭肌短頭 (3) 肱橈肌 (4) 肱肌。

34. (4) 如果當脊髓神經所支配的骨骼肌發生張力下降或消失時易發生：(1) 四肢發冷 (2) 血壓下降 (3) 喪失感覺 (4) 運動性麻痺。

35. (1) 易黏連的部位如果是膝關節髕骨下脂體滲出血增加，日後易發生黏連的部位是？(1) 髕韌帶 (2) 半月軟骨 (3) 腓骨頭 (4) 脛骨內髁。

36. (1) 骨刺多在邊緣增生的腰椎較常出現在哪一位置？(1) 前緣 (2) 後緣 (3) 左側 (4) 右側。

37. (4) 骨關節炎如果是髖關節骨關節炎，而引發的關節囊內疼痛是 (1) 骨髓纖維化 (2) 關節面變形 (3) 關節軟骨鈣化 (4) 關節囊短縮。

38. (2) 如果是肱骨二頭溝變性，依附的肌腱與腱鞘之間產生摩擦後易造成 (1) 半月軟骨滑脫 (2) 腱鞘炎 (3) 髕韌帶損傷 (4) 黏液囊短縮。

39. (4) 如果手部中指皮膚的感覺神經減退，應是何條頸神經受壓迫所致？(1) 頸神經第三與第四間 (2) 頸神經第四與第五間 (3) 頸神經第五與第六間 (4) 頸神經第六與第七間。

40. (3) 常用的診斷（腦電波診斷）可作為癲癇和腦部病變外, 也常用來分析何種身體現象？(1) 血壓現象 (2) 體液酸鹼度現象 (3) 睡眠狀態現象 (4) 腺體所分泌的激素現象。

41. (4) 施作時將坐骨神經痛患者之腳底運用內翻動作時，如果疼痛感加劇，判斷可能是什麼病變何者正確？(1) 腰椎橫突過長病變 (2) 腰椎管狹窄病變 (3) 腰椎滑脫病變 (4) 梨狀肌病變。

42. (4) 當發生顏面神經麻痺眼瞼無法閉合，是何條肌肉麻痺而造成的現象？(1) 外展神經麻痺 (2) 皺眉肌麻痺 (3) 降眉肌麻痺 (4) 眼輪匝肌麻痺。

43. (1) 如當手挽部橈骨莖突處的腱鞘外皮下，可觸到如豆大小的壓痛腫塊可能患有 (1) 橈骨莖突腱鞘炎 (2) 掌指關節腱鞘炎 (3) 腕骨腱鞘囊腫脹 (4) 腕溝管病變。

44. (2) 屈膝九十度固定踝部，測試者手握小腿作前後來回推拉，此方法是測試膝關節的？(1) 測試半月軟骨 (2) 十字韌帶測試 (3) 髕骨下脂體測試 (4) 測試滑膜。

45. (4) 測試者將腳足部拇指背屈時，在外力抗阻測試下，如有感覺到無力對抗，表示是腰椎間的哪一條神經受壓迫？(1) 腰椎間第一、二椎間 (2) 腰椎間第二、三椎間 (3) 腰椎間第三、四椎間 (4) 腰椎間第四、五椎間。

46. (1) 肩關節是人體活動範圍最廣的部位之一當崗上肌肌腱發炎時, 雖疼痛局限在肩峰處，但常放射至頸部並能向下傳到何部位？(1) 手指 (2) 上臂 (3) 胸肋 (4) 腰椎。

47. (2) 崗上肌是肩部旋轉肌群其中之一而何者非肩部旋轉肌群？(1) 肩胛下肌 (2) 半月軟骨 (3) 崗下肌 (4) 小圓肌。

48. (1) 當施踝關節扭傷時因就醫並必須用繃帶包紮患部，靜養期間應 (1) 抬高患肢 (2) 散步 (3) 常冷敷 (4) 常扣打跟腱。

49. (1) 當半月軟骨損傷時疼痛常局限於？(1) 膝關節之內、外側，影響膝關節伸屈運動 (2) 肩胛下肌之內、外側，影響手伸屈運動 (3) 腰椎之內、外側，影響腰伸屈運動 (4) 頸椎外側，影響頸椎活動。

50. (1) 強直性脊椎炎，是一種慢性關節炎，伴隨有脊柱關節的疼痛和強直症狀其主要緩解疼痛的手法是：(1) 運動法 (2) 扣打法 (3) 屈手法 (4) 震顫法。

51. (3) 接受瑞典式按摩之按摩者在按摩之後，最好先行：(1) 多喝飲料 (2) 多進食物 (3) 喝適量的溫水 (4) 喝一杯小酒，抽一根煙。

52. (3) 血液的生理作用的理論基礎，何者為是？(1) 血液的生理作用是藉由心臟的強化運送氧氣營養荷爾蒙治全身的組織再排泄代謝作用產生的二氧化碳老廢物，死亡的細胞等至體外 (2) 血液的生理作用是藉由淋巴系統運送氧氣營養荷爾蒙治全身的組織再排泄代謝作用產生的二氧化碳老廢物, 死亡的細胞等至體外 (3) 血液的生理作用是藉由循環運送氧氣, 營養, 荷爾蒙, 到全身的組織再排泄代謝作用產生的二氧化碳老廢物，死亡的細胞等至體外 (4) 血液的生理作用是藉由神經系統送氧氣營養荷爾蒙治全身的組織在排泄代謝作用產生的二氧化碳老廢物 死亡的細胞等至體外。

53. (4) 皮膚病主要的病原，何者為非? (1) 平日接觸化妝品中的化學藥劑 (2) 直接或間接接觸過敏原 (3) 以上皆非 (4) 以上皆是。

54. (3) 瑞典式按摩不適用哪些行業? (1) 民俗調理業 (2) 傳統整復推拿按摩 (3) 以上皆非 (4) 美體按摩業。

55. (4) 化妝品中易導致皮膚病的危險因子何者為非 (1) 氯化鈷Cobalt chloride 用途：使用於指甲油、染髮劑、螯合劑、催化劑 (2) 兩性界面活性劑Coamidopropylvetaine：用途：常用於各項清潔劑如洗面皂、卸妝霜、卸妝液（蜜）…等 (3) 硬脂酸甘油酯類Glyceryl monothiolgy colate：用途：用於各項乳化劑產品中，如乳液、乳霜 (4) 以上皆非。

56. (1) 化妝品中易導致皮膚病的危險因子何者為非: (1) 冷壓橄欖油Cold pressed olive oil用途：是一種食用油在皮膚上按摩不易吸收油酸易引起皮膚不適 (2) 過硫酸銨 (APS) Ammonium persulphate：用途：水楊酸，溶解角質、美白用，膠狀體 (3) 丙酮acetone：酯類化合物 用途：去光水、溶劑、揮發氣體，可經吸入、皮膚吸收或口服 而產生全身性毒性，症狀為中樞神經抑制作用 (4) 對苯二胺鹽酸鹽4-Phenylenediamine dihydrochloride：用途：常用於各項染劑上及美白產品上。

57. (3) 癌症所產生在身上的警訊何者為非？ (1) 長期久咳不癒 (2) 口腔潰瘍長期不癒 (3) 大便與小便習慣改變 (4) 疣或痣忽然變得形狀不同並有凸起。

58. (3) 下列何種飲食不足易引起便秘和提高罹患大腸癌的風險： (1) 鈣質食物吸收不足 (2) 鐵質食物吸收不足 (3) 膳食纖維食物吸收不足 (4) 肉質食物吸收不足。

59. (1) 靜脈曲張的預防：以下敘述何者正確？ (1) 保持理想體重，可減少靜脈曲張的機會 (2) 多穿緊身衣物，以預防使血液聚積在腿部 (3) 盡量維持坐姿，避免腿部承受壓力 (4) 食用避孕藥，易造成血管壁變薄變脆支持力變差

60. (1) 腰痛臥床休息時何者為是 (1) 木板床，並可加層被子或榻榻米腰部的姿勢比較自然伸直 (2) 不要睡太涼的床，對腰椎間盤壓迫神經的狀況會惡化 (3) 不要睡床，睡地板對腰椎間盤壓迫神經的狀況會改善 (4) 不要睡低的床，這樣對腰的活動有益。

61. (3) 靜脈曲張的預防何者為非： (1) 勿穿高跟鞋避免增加腿部負擔 (2) 穿彈性褲襪幫助血液進入較大且較深處的靜脈 (3) 靜脈曲張與體重無關 (4) 因為靜脈無力將血液送回心臟因此抬腿是很好的方法。

62. (3) 瑞典式按摩完建議 (1) 多喝飲料 (2) 多進食物 (3) 喝適量的溫水 (4) 適量的茶。

63. (2) 靜脈曲張的原因何者正確：(1) 晚睡的生活形態導致下肢靜脈回流循環不良都是主要的原因 (2) 久站久坐的生活形態導致下肢靜脈回流循環不良都是主要的原因 (3) 飲食過油的生活導致下肢靜脈回流循環不良都是主要的原因 (4) 晨跑過久導致下肢靜脈回流循環不良都是主要的原因。

64. (4) 瑞典式按摩適用哪些行業？(1) 中醫推拿 (2) 腳底按摩業 (3) 醫美整型業 (4) 美體按摩業。

65. (4) 靜脈曲張的預防：(1) 抬腿 (2) 穿彈性褲襪 (3) 墊高床尾，有助於睡眠時的血液回流 (4) 以上皆是。

66. (4) 皮膚病預防：(1) 勤於洗手 (2) 良好的通風設備 (3) 避免食用刺激的食品 (4) 以上皆是。

67. (1) 在何種情況下不能施全身按摩：(1) 飯後半小時 (2) 疲勞時 (3) 剛睡醒 (4) 睡覺前三小時。

68. (1) 營業場所工作環境基本配置何者非：(1) 吃飯的場所 (2) 滅火器 (3) 急救箱 (4) 緊急出口標誌及照明。

69. (1) 營業場所工作環境基本配置何者非：(1) 兒童遊戲區 (2) 逃生路線圖及逃生梯 (3) 緊急事故應變計畫 (4) 危險機具設備使用說明或警示。

70. (3) 在優質的服務態度瑞典式按摩屬服務業，應特別注重以好的服務態度對待客人，請問何者為非？(1) 對所有的顧客要禮貌，要尊重他人，要熱情、公平、誠懇 (2) 言而有信，盡責盡職 (3) 要有誠懇、高雅的談吐，工作時要妝扮時尚保持良好的形象 (4) 最大程度地保持自身及按摩院工作環境的衛生，應使顧客感到舒適、安全。

71. (1) 在瑞典式按摩的過程中的理想工作態度是 (1) 在按摩過程中嚴肅認真，思想專一，不可漫不經心 (2) 盡量與顧客說話安她的心 (3) 明確的告知顧客療效讓顧客安心 (4) 以上皆是。

72. (4) 美容業常見職業災害何者為是 (1) 腸胃道疾病：為配合顧客需求，無法正常用餐與作息所產生 (2) 尿毒症：員工可能因站立過久又無法上廁所，進而形成 (3) 膀胱癌：從業人員尚可能因染料未洗淨，殘留於雙手，導致誤食，造成長 期累積，罹患的危險性增高 (4) 以上皆是。

73. (4) 常見之公安災害何者為是 (1) 一氧化碳中毒：熱水器置於室內，瓦斯燃燒不完全 (2) 電線走火或漏電：電線未定期更換或檢修 (3) 火災：用火不慎，且滅火設施未定點定位定期檢修放置 (4) 以上皆是。

74. (3) 骨骼肌肉系統疾病預防何者為非：(1) 適當的休息，避免長期不間斷重複性的工作，尤其肌力的動作 (2) 不要長時間維持同一姿勢 (3) 工作趕快完成避免精神壓力 (4) 正確的工作姿勢如立姿、坐姿、按摩、施力姿勢…等。

75. (4) 何者非靜脈曲張症狀：(1) 酸、硬、脹、麻、腫、痛 (2) 半夜抽筋 (3) 雙腿易累 (4) 關節常痠痛。

76. (3) 按摩有助於修復組織傷害，有助於減輕因為韌帶和肌腱受傷造成的水腫並改善關節的循環和營養，加速消除有害沉積物，減輕關節炎症和腫脹，緩解疼痛經由伸展結締組織防止形成粘黏，改善其循環和營養，減少纖維組織炎發生的危險的瑞典式按摩手法是 (1) Soothing舒緩 (2) Stimulating刺激 (3) Therapeutic治療 (4) 以上皆非。

77. (3) 感染性生物材料何者正確 (1) 指具感染性之病原體或其衍生物，及不經確認含有此等病原體或衍生物之物質 (2) 指具感染性之病原體或其衍生物，及可能含有此等病原體或衍生物之物質 (3) 指具感染性之病原體或其衍生物，及經確認含有此等病原體或衍生物之物質 (4) 指具感染性之病原體或其非衍生物，含有微量此等病原體或衍生物之物質。

78. (4) 何者非接觸性皮膚病主要症狀 (1) 以手指及手背為主的皮膚發癢、疼痛、發紅 (2) 發紅灼熱感及色素病變或全身各部位的濕疹、蕁麻疹 (3) 接觸性皮膚炎發作時皮膚表面會有紅腫癢熱痛等症狀 (4) 易形成黑斑塊。

79. (1) 當血管靜脈壓力長時間維持在高壓時，靜脈血管容易變形，且靜脈瓣膜周圍會發生血液渦漩，容易使瓣膜產生逆滲漏，而造成 (1) 靜脈曲張 (2) 觸性皮膚病 (3) 風濕性關節炎 (4) 抽筋。

80. (3) 靜脈壓力越大，瓣膜逆滲漏越多，血管變形越厲害 (1) 高血壓越嚴重 (2) 肌腱炎越嚴重 (3) 靜脈曲張越嚴重 (4) 心臟病越嚴重。

81. (2) 「肌腱」是肌肉的末端形成一種細長帶狀構造並附著於骨頭之上，若因種種原因產生紅、腫、熱、痛等現象是所謂的 (1) 肌膜炎 (2) 肌肉炎 (3) 肌腱炎 (4) 韌帶炎。

82. (3) 下列敘述何者正確 (1) 傳染病檢體，指採自傳染病家人或接觸者之衣物體液、分泌物、排泄物與其他可能具傳染性物品 (2) 傳染病檢體，指採自疑似傳染病生活圈之團體家庭或接觸者之體液、分泌物、排泄物與其他可能具傳染性品 (3) 傳染病檢體指採自傳染病病人、疑似傳染病病人或 接觸者之體液、分泌物、排泄物與其他可能具傳染性物品 (4) 傳染病檢體，指採自傳染病工作場同事、疑似傳染病病人或接觸者之體液、分泌物、排泄物與其他可能具傳染品。

83. (4) 下列何者非骨骼肌肉治療方式 (1) 光療 (2) 紅外線 (3) 熱敷 (4) 刀療。

84. (3) 下列何者非骨骼肌肉治療方法？(1) 按摩放鬆肌肉和促進血液循環 (2) 冷療下背痛在急性期以冷療可達止痛效果 (3) 游泳減少患者體重和消除部份的重力 (4) 光療如紅外線，可用於減輕疼痛和痙攣。

85. (4) 不是骨骼肌肉疾病常見的治療方式？(1) 熱敷、熱療主要的目的是放鬆肌肉和促進血液循環 (2) 冷療下背痛在急性期以冷療可達止痛效果 (3) 光療如紅外線，可用於減輕疼痛和痙攣 (4) 利用蜂毒麻痺減輕疼痛和痙攣。

86. (1) 商品於流通進入市場時，生產、製造或進口商應標示下列事項：(1) 商品名稱、生產、製造商名稱、電話、地址及商品原產地。屬進口商品者,並應標示進口商名稱、電話及地址 (2) 商品名稱、製造商名稱、電話、地址及商品原產地。屬進口商品者 (3) 商品名稱、地址及商品原產地或屬進口商品者 (4) 以上均是。

87. (3) 商品於流通進入市場時商品內容應標示下列事項何為正確：(1) 主要成分或材料、淨重、容量、數量或度量等、其淨重、容量或度量,應標示法定度量衡單位國曆或西曆、製造日期、有效日期或有效期間 (2) 主要成分或材料、淨重、容量、數量或度量等、其淨重、容量或度量應標示法定度衡單位國曆或西曆、製造日期 (3) 主要成分或材料、淨重、容量、數量或度量等、其淨重、容量或度量,應標示法定度量衡單位國曆或西曆、製造日期、有效日期或有效期間 (4) 主要成分或材料、淨重、容量、數量或度量等、其淨重、容量或度量,應標示法定度量衡單位國曆或西曆、有效日期或有效期間。

88. (3) 美容業新進員工之教育訓練宜優先重視：(1) 產品之銷售技巧 (2) 經營管理 (3) 職業道德 (4) 療程的銷售技巧。

89. (3) 美容業的經營理念宜著重：(1) 短期的經營 (2) 個人的經營 (3) 公司與顧客關係 (4) 價格折扣的促銷活動。

90. (1) 企業經營者:(1) 指以生產、製造、進口或販賣商品為營業者 (2) 指以販賣商品為營業者 (3) 指進口商品者 (4) 指營業者。

91. (2) 當肩旋轉肌腱發炎更為厲害時，肌腱會有何症狀？(1) 上臂順利舉起，但肌肉可能因此而萎縮 (2) 斷裂,使得上臂無法順利舉起，整個肩膀肌肉也可能因此而萎縮 (3) 膀肌肉也可能痠痛 (4) 上臂無法順利上下舉起。

92. (3) 目前美容從業人員最常見之職業病是 (1) 腸胃系統疾病 (2) 心血管系統疾病 (3) 骨骼肌肉系統疾病 (4) 肝膽系統疾病。

93. (1) 下列何者是骨骼肌肉系統疾病類型?(1) 手指關節炎 (1) 青春痘 (2) 手指皮膚炎 (3) 手指抽筋 (4) 以上皆是。

130

94. (3)何者非肌腱受到拉扯、磨損、過度壓迫形成的症狀 (1)拉扯、磨損、過度壓迫形成就會引起發炎和疼痛 (2)這症狀稱為「肌腱炎」（即網球肘） (3)這症狀稱為風濕性關節炎 (4)是手指及手腕出了問題，元兇就是在手肘的肌肉群。

95. (4)非引起肩旋轉肌腱炎的原因有？(1)外力撞擊或跌扭傷 (2)過多的上舉或搬運重物、重覆投擲動作 (3)肌腱本身使用過度的發炎及退化反應 (4)食用基因改造食品易引發肌鍵炎。

96. (4)下背痛又俗稱腰痛，背部肋骨下緣往下延伸的疼痛，皆可歸為下背痛，原因可能是何區域引起的病症造成 (1)脊椎 (2)肌肉 (3)韌帶 (4)以上均是。

97. (4)腰椎是最為寬廣的區域其所受壓力主要來自 (1)體重 (2)肌肉和外力 (3)長時間立姿及坐姿、彎腰、身體 (4)以上均是。

98. (1)下列敘述「人類飲食」何者為非？(1)糖類是能量的主要來源 (2)在人體內含量少，人體內可自行合成的是礦物質 (3)脂肪可保護內臟和潤滑皮膚 (4)構成肌肉的主要成分是蛋白質。

99. (2)何者為藥物代謝的主要器官？(1)膀胱 (2)肝臟 (3)肺臟 (4)腎臟。

100. (4)主要構成肌肉的主要成分是 (1)糖類 (2)礦物質 (3)脂肪 (4)蛋白質。

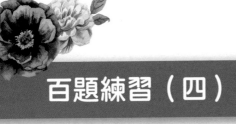

百題練習（四）

1. (1) 何者非瑞典按摩的定義 (1) 是中國最受歡迎的傳統按摩類型 (2) 使用手、前臂或肘部來操縱肌肉的表層，以改善身心健康 (3) 關節的主動或被動運動也是按摩的一部分 (4) 好處包括增加血液循環，精神和身體鬆弛，減輕壓力和肌肉緊張度，改善運動範圍。

2. (4) 瑞典式按摩之父敘述是何者為是：(1) 瑞典人亨利克靈（1800-1839）所發明的物理療法，他同時是美國的生理學家和劍術大師 (2) 美國人亨利克靈（1776-1839）所發明的物理療法，他同時是瑞典的生理學家和劍術大師 (3) 瑞典人亨利克靈（1700-1800）所發明的SPA療法，他同時是瑞典的生理學家和劍術大師 (4) 瑞典人亨利克靈（1776-1839）所發明的物理療法，他同時是瑞典的生理學家和劍術大師。

3. (3) 瑞典式按摩於何時出現 (1) 17世紀初 (2) 18世紀初 (3) 19世紀初 (4) 20世紀初。是一個系統名為 "醫療體操"。

4. (1) 瑞典式按摩是一個系統，名為 "醫療體操" 其中包括 (1) 運動治療 (2) 熱療治療 (3) SPA治療 (4) 體適能治療。

5. (4) 名為 "醫療體操"，其中包括運動治療。這些在歐洲和瑞典成為了 " 瑞典的運動治療 "，在何時傳到美國 (1) 1800年 (2) 1808年 (3) 1838年 (4) 1858年。

6. (2) "醫療體操" 指的是 (1) 體適能運動治療 (2) 瑞典的運動治療 (3) 藏傳運動治療 (4) 美國的運動治療。

7. (4) 建立於西方的整體健康概念，而不是西醫的解剖學和生理學的是 (1) 體適能運動治療 (2) 藏傳運動治療 (3) 美國的運動治療 (4) 瑞典的運動治療。

8. (2) 瑞典式按摩它可以是緩慢和溫柔，或有力支撐，技巧的拿捏何者正確 (1) 取決於按摩手技深層的力量 (2) 這取決於治療師想要什麼技巧來解決客戶的問題 (3) 取決於治療師按摩的速度來解決客戶的問題 (4) 取決於治療師的經驗與力量是否足夠來解決客戶的問題。

9. (1) 在西方水療中心的按摩，瑞典式按摩是最常見的類型，瑞典式按摩結合各種技術，包括 (1) 滑撫，揉捏，和摩擦橫纖維，以分開粘黏的肌肉 (2) 纖維摩擦分開粘黏的肌肉 (3) 運動體操以分開粘黏的肌肉 (4) 以上皆是。

10. (4) 瑞典式按摩結合各種技術包括：(1) 滑撫 (2) 揉捏 (3) 摩擦橫纖維 (4) 以上皆是。

11. (1) 在19世紀初名為"醫療體操"，其中包括運動治療。這些在 (1) 歐洲和瑞 (2) 美國和瑞典 (3) 丹麥和瑞典 (4) 希臘和瑞典。成為了瑞典的運動治療。

12. (4) 這項技術是由瑞典兩位兄弟，Charles博士和George Taylor博士於19世紀50年代帶到美國的。在瑞典按摩中何者為非：(1) 使用的具體技術包括在身體的軟組織上應用長時間的滑行 (2) 使用的具體技術包括在身體的軟組織上應用摩擦和揉搓和敲擊運動 (3) 有時也會使用被動或主動關節運動 (4) 以上皆非。

13. (4) 使用瑞典按摩有許多身體上的好處何者正確：(1) 鬆動肌肉緊張，伸展結締組織 (2) 緩解痙攣和肌肉痙攣，減少肌肉疲勞 (3) 鬆動關節使用被動或主動關節運動 (4) 以上皆是。

14. (2) 使用瑞典按摩有許多身體上的好處何者不正確：(1) 緩解哮喘，關節炎，腕管綜合徵，慢性和急性疼痛綜合徵，肌肉痛，頭痛 (2) 鞏固膚色 (3) 加速傷病癒合 (4) 改善代謝廢物的淋巴引流。

15. (2) 與按摩治療相關的精神福利不包括：(1) 精神放鬆 (2) 減少脂肪肝 (3) 緩解壓力，抑鬱，焦慮和刺激 (4) 提高集中力。

16. (3) 瑞典式按摩是最容易接受的一種按摩方式敘述何者不正確 (1) 利用精油按摩肌肉，增強體液循環，緩解肌肉緊張及疼痛 (2) 能促進體內的新陳代謝，為身體進行大掃除 (3) 按摩通常從腳心或手心開始 (4) 沿著血液流向心臟的方向推動，主要以撫推、輕掃、揉搓、拍捶幾組動作，以中度壓力按摩。

17. (4) 瑞典肌肉按摩的程序何者正確 (1) 諮詢→更衣→淋浴→肌肉式按摩→熱敷→更衣→聞香 (2) 更衣→淋浴→聞香→肌肉式按摩→熱敷腳部→諮詢 (3) 更衣→淋浴→→熱敷→聞香→肌肉式按摩→諮詢→ (4) 諮詢→更衣→淋浴→聞香→肌肉式按摩→熱敷→更衣。

18. (3) 瑞典式按摩可以說是按摩中的經典，因為現今一些按摩手法或名稱都由它變化出來。是何時引入美國 (1) 1851年 (2) 1888年 (3) 1858年 (4) 1850年。

19. (2) 脊髓型頸椎病者，一旦出現上下肢無力、大小便控制障礙的現象 (1) 使用任何按摩手法讓他醒來 (2) 應立即送醫院進行手術 (3) 平躺蓋被子通知家人帶回 (4) 以上皆可。

20. (3) 瑞典式按摩可以說是按摩中的經典其不適合對象：(1) 肌肉緊繃、循環功能不佳、精神壓力過大需放鬆者 (2) 以達到有效的恢復體力、改善循環及延伸肢體的柔軟度者 (3) 幫助排肝毒者 (4) 放鬆神經系統，輔助循環者。

21. (1) 何者是「醫療體操」的按摩形容 (1) 瑞典式按摩 (2) 印度按摩 (3) 丹麥按摩 (4) 中國推拿。

22. (1) 瑞典式按摩，傳統的歐洲按摩技術，是最容易接受的一種按摩方式。利用精油按摩肌肉，增強體液循環，緩解肌肉緊張及疼痛，能促進體內的新陳代謝，為身體進行大掃除。主要是以何種程度的壓力進行：(1) 以中度壓力按摩 (2) 以輕度壓力按摩 (3) 以重度壓力按摩 (4) 以上皆非。

23. (4) 運動的價值何者敘述為非：(1) 運動規律化不只可以維持心肺功能的良好 (2) 使骨骼、肌肉、關節變得較強壯，比較有伸縮性較不會受傷 (3) 運動和強 (4) 以上皆非。

24. (3) 以下敘訴何者為非：(1) 首先療程進行之前，聞香，放鬆緊張的情緒 (2) 先諮詢身體況狀以及喜好香氛氣味，所以初次預約的朋友，請多留一點時間給芳療師諮詢 (3) 翻身後會先喝溫水緩和身體的寒冷，才會開始前部的身體按摩 (4) 在更衣淋浴後，才會開始進行按摩療程，先以背部開始然後至腳部背部，在翻身前會用熱毛巾加強肩頸以及按摩頭部。

25. (4) 瑞典式按摩著重和者非？(1) 緩慢的動作，連貫的按摩手勢 (2) 不同的按摩手法，進行肌肉組織的按摩 (3) 它是有節奏及韻律地用不同按摩手法去舒緩緊張的肌肉及放鬆情緒 (4) 以上皆是。

26. (3) 瑞典式按摩透過不同的手法刺激身體循環好處包括：(1) 舒緩急性疼痛 (2) 身心的焦慮症 (3) 清醒思維也能直接安撫神經系統 (4) 以上皆是。

27. (1) 對瑞典式按摩敘述何者非正確：(1) 按摩是一門古老的治療藝術，在許多古老的文化裡，使用徒手按摩技術被大量的描寫紀錄。十九世紀早期有許多專家建議使用按摩作為輔助的醫療方式成為，其中日本的一位Per Henrik Ling (1776-1839)，發展出自己的一套「按摩與運動系統」(2) Per Henrik Ling (1776-1839) 推廣後甚且得到國際的認同，而將之稱為「瑞典式按摩與運動療法」是現今我們使用瑞典式按摩的雛型 (3) 由於一開始是設計成臨床醫療按摩使用，所以手法明確且可配合個案狀況靈活地運用搭配 (4) 瑞典式按摩是「按摩與運動系統」。

28. (1) petrissage (揉捏) 的按摩敘述何者為非：(1) 用雙手交替地敲擊或敲擊肌肉 (2) 輕輕地將肌肉從骨骼上抬起。然後將肌肉輕輕地滾動並擠壓 (3) 揉捏和壓縮運動是刺激肌肉深處的循環 (4) 通過增加循環，這種中和有助於清除肌肉和神經組織中的毒素。

29. (4) effleurage (推撫) 效果功能不包括 (1) 從頸部向下到脊椎底部或從肩部均以指尖的長滑動安定神經 (2) 所有這些法都應該始終朝向心臟，以幫助血液和淋巴液流動 (3) 這些長時間的行程是對整個身體（四肢，背部等）進行撫摸 (4) 以上皆是。

30. (4) tapotement (拍擊) 形容何者為非 (1) 可以用雙手交替地敲擊或敲擊肌肉，以獲得令人振奮的效果 (2) 雖然這個手法有差異，然這些變化只是你手上的方式用打開或閉合的拳頭，手邊或指尖 (3) 在肌肉緊張，痙攣或痙攣肌肉上使用是一個很好的放鬆 (4) 以上皆是。

31. (1) 何者是 friction（摩擦）的形容 (1) 將用拇指墊或指尖進行深層圓形或橫向運動。治療肌肉纖維結合在一起造成結（也稱為粘連）時會分解粘連，從而減輕疼痛，提高肌肉和關節的彈性 (2) 不論輕重都要保持緩慢、刺激循環、溫暖肌肉，每次按摩的初始與結束動作 (3) 啄、杯、劈、拳打散大塊肌肉區域的阻塞、刺激肌肉、促進肌肉的血液循環 (4) 搓揉、擠壓與滾碾 可以減輕痙攣和阻塞刺激不常使用的肌肉增進循環，消除疲勞。

32. (4) 瑞典式按摩主要是指由四種或五種按摩技術所組成，這些技術擁有專有的法文名稱何者為非 (1) effleurage（推撫）(2) petrissage（揉捏）(3) friction（摩擦）(4) 以上皆是。

33. (2) 何者是 Effleurage 推撫的形容 (1) 將用拇指墊或指尖進行深層圓形或橫向運動。治療肌肉纖維結合在一起造成結（也稱為粘連）時會分解粘連，從而減輕疼痛，提高肌肉和關節的彈性 (2) 不論輕重都要保持緩慢、刺激循環、溫暖肌肉，每次按摩的初始與結束動作 (3) 啄、杯、劈、拳打散大塊肌肉區域的阻塞、刺激肌肉、促進肌肉的血液循環 (4) 搓揉、擠壓與滾碾可以減輕痙攣和阻塞刺激不常使用的肌肉增進循環，消除疲勞。

34. (4) 何者是 Petrissage 揉捏的形容 (1) 將用拇指墊或指尖進行深層圓形或橫向運動。治療肌肉纖維結合在一起造成結（也稱為粘連）時會分解粘連，從而減輕疼痛，提高肌肉和關節的彈性 (2) 不論輕重都要保持緩慢、刺激循環、溫暖肌肉，每次按摩的初始與結束動作 (3) 啄、杯、劈、拳打散大塊肌肉區域的阻塞、刺激肌肉、促進肌肉的血液循環 (4) 揉、擠壓與滾碾可以減輕痙攣和阻塞刺激不常使用的肌肉增進循環，消除疲勞 。

35. (1) 何者是 Tapotement 拍擊的形容 (1) 啄、杯、劈、拳打散大塊肌肉區域的阻塞，刺激肌肉促進肌肉的血液循環 (2) 不論輕重都要保持緩慢、刺激循環、溫暖肌肉，每次按摩的初始與結束動作 (3) 搓揉、擠壓與滾碾可以減輕痙攣和阻塞刺激不常使用的肌肉增進循環，消除疲勞 (4) 以上皆是。

36. (4) 研究表明按摩的好處? (1) 放鬆身體 (2) 降低血壓和心率 (3) 減輕壓力和抑鬱 (4) 以上皆是。

37. (4) 何者是Stretch伸展的形容?(1) 將用拇指墊或指尖進行深層圓形或橫向運動。治療肌肉纖維結合在一起造成結(也稱為粘連)時會分解粘連,從而減輕疼痛,提高肌肉和關節的彈性 (2) 不論輕重都要保持緩慢刺激循環 溫暖肌肉 每次按摩的初始與結束動作 (3) 啄、杯、劈、拳打散大塊肌肉區域的阻塞,刺激肌肉促進肌肉的血液循環 (4) 促進肌肉的張力與彈性維持關節部位的運動順暢增進關節、筋、腱鞘周邊肌肉的伸展及柔軟度促進肌肉的血液循環。

38. (2) Effleurage推撫形容何者為非 (1) 是一種流暢的、均勻的、滑動的接觸每次接觸輕撫過程中保持一致的力道,但是在連續的輕撫動作中可能增加或是減少力道 (2) 放鬆手腕和手指,以有節奏的接觸輕撫過程中,一般快速的方式銳利地用雙手同時或是單手兩種模式輪流使用 (3) 在所有按摩中這是最具安撫性的按摩,輕撫通常順著肌肉纖維表面的方向進行或是推向心臟 (4) 雙手一直保持與皮膚接觸。在輕撫結束之前以環型滑動全面來收尾,比突然停止以及改變方向更讓人覺得愉快。

39. (4) Transverse / superficial 橫向的/表層的輕撫形容何者為非?(1) 動作與肌肉纖維的走向成交錯。橫向輕撫的效果對刺激循環沒有縱向輕撫來的有效,但卻是非常好的檢視方式。軟組織中的緊繃會造成縱向肌肉組織硬結成塊 (2) 當輕撫經過這些肌肉時,因為無法平順地的從手下滑過,這些硬結的肌肉可以輕易地被感受出來 (3) 橫向輕撫有助於鬆弛並且將這些繃緊在一起的肌肉個別獨立分開 (4) 以上皆非。

40. (3) Petrissage揉捏形容何者為非 (1) 是一種使用拇指及配合其他手指之間,進行抓捏、搓揉和滾碾的技術,以單手,雙手同時或是交錯進行 (2) 這種技術將組織從骨頭上提拉起來或是與更深層的組織分開,因此進組織的運動以及血液流動 (3) 揉捏是一種暖身按摩,它是指放鬆手腕和手指,以有節奏的,一般快速的方式銳利地拍擊身體 (4) 揉捏將在肌肉組織裡產生熱,同時對神經系統適度地產生刺激作用。

41. (4) Friction摩擦形容何者為非 (1) 摩擦按摩主要有兩類:表層摩擦與深層摩擦。表層摩擦和深層摩擦並非使用大力壓迫,而是以摩擦的動作對各層組織發生影響 (2) 表層摩擦主要影響皮膚與與外層筋膜,而深層摩擦主要影響肌肉層 (3) 深層摩擦用於軟化或鬆弛肌肉粘黏,傷痕組織和纏結的緊密纖維組織區域,需要使用儘可能大的壓力,但保持在客戶的疼痛忍受範圍內的高靈敏度。這技術適合用於深層組織按摩 (4) 以上皆非。

42. (4) Tapotement拍擊形容何者為非 (1) 它是指放鬆手腕和手指,以有節奏的,一般快速的方式銳利地拍擊身體 (2) 拍擊有時被分類為敲打技術,可以使用雙手同時或是單手兩種模式輪流使用 (3) 拍擊技術的類型分為:啄、杯、劈、拳 (4) 避免直接在脊椎、要害位置、瘀傷、創口、發炎等部位使用這種技術,也可適用於骨關節炎患者與老年客戶。

43. (3) Stretch伸展形容何者為非?(1) 是肌肉及骨骼關節間做伸展與放鬆，連續或停留動作。讓肌肉與骨骼關節能有舒展的機會，促進身體各部位的循環通暢 (2) 通常按摩伸展動作會安排在完成推撫、揉捏、摩擦及拍擊手法之後進行 (3) 避免直接在脊椎、要害位置、瘀傷、創口、發炎等部位使用這種技術，也可適用於骨關節炎患者與老年客戶 (4) 操作伸展動作時要注意每一個人的柔軟度不同，力道張力應該慢慢的增加幅度，並詢問客人的耐壓度再做調整。尤其是小孩老人及沒有運動習慣的人操作時要特別小心注意。

44. (1) Good Body Mechanics良好的身體運作方式形容何者為非?(1) 分解在關節、筋、腱鞘周邊的濃厚沉積組織有助於經由淋巴系統排除代謝廢物 (2) 為了盡量減少疲勞和防止受傷，我們要運用正確的身體結構來對應和調整 (3) 要讓身體能流暢的移動，使用全身的動作與和力量，而不是使用上身的肌肉移動肩膀，手臂，手，手指和拇指 (4) 通過整個身體的移動的動作因而會增加按摩的流動性和節奏。以彎曲的膝蓋壓低重心來增加你的穩定性。

45. (1) Palmar手掌按摩何時常使用?(1) 在所有的輕撫按摩一般使用手掌 (2) 在揉捏和摩擦發動作中大多使用手掌 (3) 手部的橈骨側就是大拇指那一側；拇指指根常用手掌於深層磨擦動作和摩擦 (4) 對肌肉及關節部位進行深層的摩擦動作常用手掌。

46. (1) Digital指尖按摩何時常使用 (1) 在揉捏和摩擦動作中大多使用指尖 (2) 在手部按摩作中大多使用指尖 (3) 手部的橈骨側就是大拇指那一側，拇指指根常用指尖於深層磨擦動作和摩擦 (4) 對肌肉及關節部位進行深層的摩擦動作常用指尖。

47. (1) Radial橈骨敘述何者正確:(1) 手部的橈骨側就是大拇指那一側 (2) 手部的橈骨側就是掌跟下那一側 (3) 手部的橈骨側就是小拇指那一側 (4) 手部的橈骨側就是掌心中間一側。

48. (2) Ulnar尺骨敘述何者正確:(1) 手部的尺骨側就是拇指的那一側，常用於一些深層的磨擦動作 (2) 手部的尺骨側就是小指的那一側，常用於一些深層的磨擦動作（也會使用到小臂）(3) 手部的尺骨側就是掌跟下那一側，常用於一些深層的磨擦動作（也會使用到小臂）(4) 手部的尺骨側就是掌心中間，常用於一些深層的磨擦動作（也會使用到小臂）。

49. (2) Dorsal 手背按摩何時常使用 (1) 手背有時會用於臉部 (2) 手背有時會用於頸部與肩膀按摩 (3) 手背有時會用於胸部 (4) 手背有時會用於頭部。

50. (2) Friction 磨擦主要功能何者為是 (1) 促進肌肉的張力與彈性維持關節部位的運動順暢 (2) 對肌肉及關節部位進行深層的摩擦動作分解在關節、筋、腱鞘周邊的濃厚沉積組織有助於經由淋巴系統排除代謝廢物 (3) 讓肌肉與骨骼關節能有舒展的機會，促進身體各部位的循環通暢。(4) 以上皆非。

51. (1) Stretch伸展主要功能何者為是?(1) 促進肌肉的張力與彈性維持關節部位的運動順暢(2) 對肌肉及關節部位進行深層的摩擦動作分解在關節、筋、腱鞘周邊的濃厚沉積組織有助於經由淋巴系統排除代謝廢物(3) 讓肌肉與骨骼關節能有舒展的機會,促進身體各部位的循環通暢(4) 以上皆非。

52. (3) Stretch伸展形容何者為非(1) 促進肌肉的張力與彈性(2) 維持關節部位的運動順暢(3) 關節、筋、腱鞘周邊的濃厚沉積組織有助於經由淋巴系統排除代謝廢物(4) 以上皆非。

53. (1) 讓肌肉與骨骼關節能有舒展的機會,促進身體各部位的循環通暢適合的按摩手法(1) Stretch伸展(2) Tapotement拍擊(3) Friction摩擦(4) Effleurage 推撫。

54. (4) 常用於推動靜脈內的液體,輕柔的輕撫適用於促進淋巴液流動適合的按摩手法: (1) Stretch伸展(2) Tapotement拍擊(3) Friction摩擦(4) Effleurage 推撫。

55. (4) 在肌肉組織裡產生熱,同時對神經系統適度地產生刺激作用適合的按摩手法: (1) Stretch伸展(2) Tapotement拍擊(3) Friction摩擦(4) 以上皆非。

56. (2) 擠壓並提拉起組織適合的按摩手法: (1) Stretch伸展(2) Petrissage揉捏(3) Friction摩擦(4) Tapotement拍擊。

57. (3) 表層摩擦主要影響皮膚與與外層筋膜,而深層摩擦主要影響肌肉? (1) 伸展(2) 拍擊(3) 表層摩擦(4) 深層摩擦。

58. (2) 對神經系統是非常刺激拍打肌肉時,會造成肌肉的輕微伸展溫暖組織通常用於運動前按摩是(1) Stretch伸展(2) Tapotement拍擊(3) Friction摩擦(4) Effleurage推撫。

59. (2) 瑞典式按摩中啄、杯、劈、拳是何手法: (1) Stretch伸展(2) Tapotement拍擊(3) Friction摩擦(4) Effleurage推撫。

60. (3) 瑞典式按摩中對肌肉及關節部位進行深層的摩擦動作分解在關節、筋、腱鞘周邊的濃厚沉積組織 有助於經由淋巴系統排除代謝廢物的是? (1) Stretch伸展(2) Tapotement拍擊(3) Friction摩擦(4) Effleurage推撫。

61. (1) 椎動脈型頸椎病病人按摩時應避免(1) 頸椎旋轉復位法和頸椎斜扳法,以免造成急性的頸動脈血流阻斷而出現意外(2) 避開頸椎按摩(3) 加強頸拍擊按摩(4) 可低溫熱敷頸椎。

62. (4) 何時不適合瑞典式按摩(1) 孕婦也不宜接受按摩(2) 有精神疾病且又不能和醫者合作的患者不宜進行(3) 過飢過飽、醉酒之後、嚴重心臟病(4) 以上皆不適合。

63. (2) 何時適合瑞典式按摩 (1) 女性的經期 (2) 凡局部痠痛 (3) 重度高血壓者 (4) 急性軟組織損傷者。

64. (1) 不宜按摩的時間 (1) 飯後半小時內：飯後，人體的血液集中在胃腸，此時若按摩，易造成消化不良 (2) 若沒有上班壓力早上剛醒來 (3) 洗完澡後 (4) 晚上睡前。

65. (1) 發燒37.5℃以上時按摩正確處理：(1) 因按摩穴位會對身體產生強烈刺激，發燒時按摩易使病情加重 (2) 加強下肢按摩將熱引導下肢 (3) 按摩時用薄荷精油降體溫 (4) 以上皆是。

66. (4) 按摩前何者為是？(1) 按摩前雙手宜先洗淨 (2) 剪短指甲，戒指要拿下避免傷及肌膚 (3) 最好雙手搓熱，可提高療效 (4) 以上皆非。

67. (4) 按摩中何者為非：(1) 儘量採取最舒適的姿勢，可減少因不良的姿勢引起的酸麻反應 (2) 力度不應忽快忽慢，宜平穩、緩慢進行 (3) 按摩過程要注意顧客的保暖 (4) 可多聽取顧客的心裡話。

68. (4) 按摩後何者為非：(1) 按摩後可飲500毫升溫開水，促進新陳代謝 (2) 不可立刻用冷水洗手和洗腳，一定要用溫水將手腳洗淨，且雙腳要注意保暖 (3) 可休息一下再將頭髮吹乾 (4) 感到肚子餓了可吃點甜點。

69. (1) 按摩療法雖然安全、無毒副作用，但其有一定的禁忌下列何種情況不宜運用按摩治療：(1) 嚴重的心、肺、肝、腦、腎疾患的患者 (2) 睡眠不足者 (3) 情緒不穩定者 (4) 肩頸痠痛者。

70. (4) 按摩是對身體的軟組織進行系統的和科學的矯正操作軟組織是指？(1) 皮膚 (2) 肌肉 (3) 脂肪 (4) 以上皆是。

71. (4) 透過各種按摩手法觸摸使我們獲得肌肉的狀態，按摩直接的好處是：(1) 能夠放鬆、提振促進身體與意識變得比較聰明 (2) 對於治療多種疾病以及症狀的同時，按摩是一種促進肝活化讓身體健康的方法 (3) 透過各種按摩手法觸摸使我們獲得肌肉的狀態，按摩能夠興奮身體與意識達到提神的方法 (4) 按摩是一種能幫助身心平衡，為憂慮不安的心靈帶來平和同時舒緩緊繃的身體。

72. (4) Objectives of Massage 目標性按摩的目的何者為非：(1) Soothing 舒緩 (2) Stimulating 刺激 (3) Therapeutic 治療 (4) 以上皆非。

73. (3) Soothing舒緩的目的何者為非：(1) 放鬆被按摩者 (2) 舒緩神經系統 (3) 提高消化系統 (4) 緩和緊張。

74. (1) Stimulating刺激的目的何者為非：(1) 強化心臟減輕阻塞狀況 (2) 刺激淋巴流動，加速排除體內廢物 改善肌肉張力 (3) 肌肉不活動的狀態下，通過增加肌肉的血液供應和營養 (4) 加強液體和廢物經由腎的排泄。

75. (3) Therapeutic治療的目的何者為非： (1) 按摩有助於修復組織傷害助於減輕因為韌帶和肌腱受傷造成的水腫 (2) 有助於改善關節的循環和營養，加速消除有害沉積物，減輕關節炎症和腫脹 (3) 燃燒脂肪達到曲線體雕效果 (4) 緩解疼痛經由伸展結締組織防止形成粘黏，改善其循環和營養供應，減少纖維組織炎發生的危險。

76. (3) Hygiene衛生敘述何者為非: (1) 在任何時候都保持乾淨，保持頭髮整潔，並保持剪短指甲 (2) 永遠使用優質的除臭劑 (3) 永遠在桌上放置帶花香的新鮮花朵供市內芳香 (4) 永遠在每次按摩前後洗手。

77. (4) Towels毛巾的功能敘述何者為非 (1) 毛巾（或替代品）應該用於覆蓋客戶，只露出需要按摩的區域，這對身體和客人心理都有好處 (2) 毛巾給予客戶舒適和安全的感覺，能進一步幫助客戶放鬆，毛巾可以建立心理安全屏障，讓客戶更放心 (3) 特別是對女性客戶的鼠蹊和胸部。學生需要運用常識和練習來發展一個良好的，更讓人放心的毛巾使用流程 (4) 以上皆非。

78. (3) 按摩的時間敘述何者不正確 (1) 太短太長都不行。一般來說，一次按摩下來花的具體時間要看每個按摩項目的不同，大概都在30—60左右 (2) 比如有的全套下來要1小時左右 (3) 局部可按摩45分鐘 (4) 桑拿按摩則大概是45分鐘。

79. (3) 按摩時間太短達不到放鬆的效果、療效不佳。一般來說，一次全套瑞典式按摩大概都在 (1) 20分鐘左右 (2) 120分鐘左右 (3) 30—60分鐘左右 (4) 15分鐘左右。

80. (4) 按摩時間太長也不行其原因何者正確： (1) 易引邪入內按摩時間太長，火候過了又會適得其反 (2) 按摩時間太長有的還會出現按摩疲勞症等弊端 (3) 按摩並非時間越長越好，而是要根據情況不同適當控制按摩時間來達到效果 (4) 以上皆是。

81. (3) 按摩時最好不要在同一部位反覆長時間按壓，要注意分散開，一個部位最多按摩 (1) 30分鐘 (2) 60分鐘 (3) 10分鐘 (4) 5分鐘。

82. (1) 不要長期地天天去按摩按摩一般最佳時間是多久一次? (1) 一個禮拜去一次 (2) 一個月去一次 (3) 一季去一次 (4) 一個半個月去一次。

83. (4) 長期按摩的優點 (1) 適度按摩可促進血液循環 (2) 放鬆肌肉 (3) 緩解疲勞 (4) 以上皆是。

84. (3) 透過各種按摩手法觸摸使我們獲得肌肉的狀態，何者非按摩健康的方法。 (1) 按摩能夠放鬆、提振促進身體與意識 (2) 對於治療多種疾病以及症狀的同時，按摩是一種促進身體健康的方法 (3) 非緩解疲勞 (4) 解除疼痛與壓力。

85. (4) 按摩最有效的貢獻是 (1) 是一種能幫助身心平衡 (2) 為憂慮不安的心靈帶來平和 (3) 舒緩緊繃的身體 (4) 以上皆是。

86. (1) 按摩的歷史證明已經在世界各地的文化中找到。按摩的歷史被完整的紀錄下來，可能追溯到紀元前 (1) 3000年 (2) 1000年 (3) 2000年 (4) 5000年。

87. (3) 紀元前 (1) 3000年 (2) 1000年 (3) 1800年 (4) 5000年印度典籍「阿育吠陀」(Ayer Veda) 認為按摩是有益於健康的治療藝術。

88. (2) 在中國，紀元前 (1) 3000年 (2) 1000年 (3) 1800年 (4) 5000年 黃帝內經被認為是中國最古老的醫書也提及了按摩藝術。

89. (4) 在古希臘和羅馬文化裡以下何者大大的讚揚了按摩的好處？(1) 蘇格拉底 (Socrates) (2) 柏拉圖 (Plato) (3) 希波克拉底 (Hippocrates) (4) 以上皆是 都描述過按摩的好處。

90. (1) 希波克拉底 (Hippocrates)，一個被稱為 "醫學之父" 的 (1) 古希臘醫師 (2) 中國醫師 (3) 印度醫師 (4) 埃及醫師 談到人類觸覺的治療力量，你可以說他是有史以來最有名的按摩治療師！

91. (4) 歷史上，按摩技術是根基在何處？(1) 使用塗抹膏油和沐浴上 (2) 運用在多種不同的體操 (3) 瑞典式按摩 (4) 以上皆是。

92. (3) 出身自 (1) 中國 (2) 希臘 (3) 瑞典 (4) 印度的 PerHenrikLing (1776-1839) 是發展瑞典式手法的人，他被一些人認為是 "瑞典式按摩" 之父，然而瑞典式按摩並非他發明。

(2) 93. PerHenrikLing 從他人那裡學到了瑞典式手法，並經由持續的實驗，將所有的知識組合成一個可以使用的模式是 (1) 美國式按摩 (2) 瑞典式按摩 (3) 丹麥式按摩 (4) 泰式按摩。

94. (1) 瑞典是第一個有系統地向 (1) 歐洲 (2) 亞洲 (3) 非洲 (4) 美洲介紹按摩的國家，因而被稱為 "瑞典式按摩"。

95. (3) 瑞典式按摩是最被廣泛認可和經常使用的按摩類型。雖然大眾普遍認為它是一種溫和的表層按摩，然而按摩技巧從輕柔到充滿力量的不同變化，它涉及一系列設計過的動作用來喚起身體的特定 (1) 骨骼反應 (2) 淋巴反應 (3) 生理反應 (4) 心理反應。

96. (4) Benefits of Swedish Massage瑞典式按摩的好處何者敘述不正確？(1) 減少肌肉痙攣，疼痛和緊張 (2) 釋放腦內啡，體內自然產生的止痛劑 (3) 經由鬆弛來減緩內在焦慮 (4) 以上皆非。

97. (4) Benefits of Swedish Massage瑞典式按摩的好處, 何者敘述正確 (1) 改善血液循環 (2) 改善淋巴引流 (3) 增加身體靈活性 (4) 以上皆是。

98. (3) Benefits of Swedish Massage 瑞典式按摩的好處, 何者敘述非正確 (1) 減少因為體內組織液體積累所引起的腫脹 (減輕水腫) (2) 平衡自然生命能量通過身體整體流動 (3) 透過人性觸摸的舒適不能引發被按摩者的安寧感 (4) 增加身體靈活性。

99. (3) Soothing 舒緩何者敘述正確? (1) 放鬆被按摩者 (2) 舒緩神經系統 (3) 治療肌肉痙攣 (4) 緩和緊張。

100. (3) Draping procedures for massage 按摩的覆蓋程序何者敘述正確 (1) 當在按摩學校環境中進行按摩治療時, 無需要適當和保守的覆蓋技術 (2) 覆蓋不應該一直遮掩未被按摩的身體部分 (3) 在安排覆蓋時, 客戶不應該非必要的暴露身體敏感部位, 客戶應該對按摩他們的人感到放心和舒適 (4) 客戶的舒適性是不關重要的, 如果覆蓋很緊或不舒服, 或因為太熱或太冷造成不適, 一樣可達到按摩的正面效果。

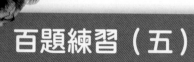

百題練習（五）

1. (1) 何謂骨骼?骨骼是經由許多目的的組合而成的即稱為骨骼而骨骼是由大量的 (1) 骨所構成 (2) 水所構成 (3) 鈣所構成 (4) 脂肪所構成。

2. (4) 骨骼是經由許多目的的組合而成的即稱為骨骼而骨骼總計由 (1) 206 個骨頭構成 (2) 200個骨頭構成 (3) 306 個骨頭構成 (4) 106 個骨頭構成。

3. (2) 頭骨有幾塊 (1) 20個 (2) 22個 (3) 3個 (4) 25 個。

4. (1) 舌骨有幾個 (1) 1個 (2) 2個 (3) 3個 (4) 4個。

5. (4) 耳骨有幾個 (1) 1個 (2) 2個 (3) 3個 (4) 6個。

6. (2) 脊柱的背骨有幾個 (1) 10 個 (2) 26個 (3) 30個 (4) 60個。

7. (4) 胸骨有幾個 (1) 10個 (2) 26個 (3) 30個 (4) 25個。

8. (3) 從左右兩肩膀朝向前端的雙手骨有幾個 (1) 10個 (2) 26個 (3) 64個 (4) 60個。

9. (1) 骨盆與左右肢到前端的兩足骨有有幾個 (1) 62個 (2) 26個 (3) 64個 (4) 60個。

10. (1) 骨骼最基本的功能是 (1) 骨骼具有支撐身體的作用 (2) 骨骼具有血液循環的作用 (3) 骨骼具有幫助呼吸支撐的作用 (4) 骨骼具有調整體溫的作用。

11. (3) 下列關於按摩的禁忌的敘述，何者有誤? (1) 當組織發炎時，不可實施按摩 (2) 當關節、骨骼或肌肉出現嚴重疼痛時，不可按摩 (3) 靜脈曲張部位，可直接施以按摩 (4) 被按摩者有罹患傳染病或發燒時，不適合按摩。

12. (4) 下列哪一個不是維持生存的骨: (1) 頭骨 (2) 背骨 (3) 肋骨 (4) 腳骨等，稱為軸骨骼。

13. (4) 何部位施以運動法具危險性？ (1) 肘關節 (2) 肩關節 (3) 髖關節 (4) 頸部。

14. (2) 下列哪一個不是附屬骨骼: (1) 雙手 (2) 背骨 (3) 雙腳 (4) 以上皆是 供走路、活動所需即使缺少它們，我們依 然能夠活著。

15. (2) 骨骼的功能 骨骼除了具有支持整個身體的任務外也會 (1) 骨骼具有支撐身體的作用 (2) 保護腦部及各種內臟器官 (3) 骨骼具有幫助呼吸支撐的作用 (4) 骨骼具有調整體溫的作用。

16. (4) 骨髓除了可以產生血球外，同時還擔任著儲存身體重要養分是 (1) 「鐵」 (2) 「鎂」 (3) 「鈉」 (4 「鈣」的任務。

17. (3) 骨膜是 (1) 骨的表面是由略帶紅色的紅色薄骨膜所覆蓋 (2) 骨的表面是由略帶白色的白色薄骨膜所覆蓋 (3) 骨的表面是由略帶黃色的白色薄骨膜所覆蓋 (4) 骨的表面是由略帶咖啡紅色的白色薄骨膜所覆蓋，分布著無數的神經與血管，是骨骼或再生的主要部分。

18. (3) 硬骨質是在骨膜的內側，有鈣和磷等為主要成份的硬骨質，是朝向 (1) 腦的細小血管通道 (2) 肺的細小血管通道 (3) 心的細小血管通道 (4) 肝的細小血管通道是堅硬的組織。

19. (3) 硬骨質的硬性緻密質內，就如同將許多 (1) 淋巴縱行並列一般 (2) 肌肉縱行並列一般 (3) 長蔥縱行並列一般 (4) 血管縱行並列一般。其中間會有小血管通過，這些擁有豐富血液的小血管會供給骨骼營養。

20. (3) 骨的中心部位為 (1) 灰質，為緻密的網狀構造 (2) 鈣質，為緻密的網狀構造 (3) 海綿質，為緻密的網狀構造 (4) 鉀質，為緻密的網狀構造。

21. (4) 海綿質的網狀構造之間包含有哪些： (1) 脊髓腔 (2) 骨髓 (3) 紅血球、白血球等細胞 (4) 以上皆是。

22. (4) 為什麼斷掉的骨頭能夠接合？何者敘述為非： (1) 健康的人如果骨頭斷裂，利用骨中血管所用送的營養，再斷裂處會分泌出黏液，填補細縫 (2) 慢慢凝固後，骨膜與骨折部分分泌的造骨細胞液體，會滲入斷裂處變成硬骨，將骨折部位緊緊連接 (3) 而且斷裂後的骨骼還會比原本的堅固 (4) 如果因為複雜骨折而無法恢復原狀時，只要骨膜仍殘留，骨頭就無法再生。

23. (4) 運動的價值何者敘述為非: (1) 運動規律化不只可以維持心肺功能的良好 (2) 使骨骼、肌肉、關節變得較強壯，比較有伸縮性較不會受傷 (3) 運動和強 (4) 以上皆非。

24. (3) 運動時，作用於骨骼的機械力，會刺激生骨細胞，令這些細胞工作更有效率，可增加 (1) 鈣質的密度 (2) 鐵質的密度 (3) 骨質的密度 (4) 血紅素的密度。

25. (4) 骨質疏鬆症此疾病是指全身骨骼的骨質降低的情形 (1) 使骨骼變得較密 (2) 使骨骼變得較緊 (3) 使骨骼變得較硬 (4) 使骨骼變得較不致密，使骨折發生更為容易。

26. (4) 骨質疏鬆症導致它發生的原因有下列幾種情況為非： (1) 骨頭受到限制而不能動時（例如採用石膏夾）(2) 營養不足症（鈣質攝取不足）(3) 副甲狀性機能亢進症：副甲狀腺的要功能是維持血液中正常的血鈣濃度 (4) 以上皆非。

27. (1) 血鈣濃度降低，就會增加副甲狀腺素的分泌，在作用於骨骼，使骨骼中的鈣質釋出，血鈣濃度就會恢復正常。如果副甲狀腺機能抗進，骨骼中的鈣不斷釋出，就容易造成 (1) 骨質疏鬆的問題 (2) 頸椎的問題 (3) 胸椎的問題 (4) 腰椎的問題。

28. (3) 運動時作用於骨骼的機械力 (1) 會刺激免疫球蛋白細胞 (2) 會刺骨膠原細胞 (3) 會刺激生骨細胞 (4) 會刺激骨蛋白細胞，令這些細胞活化。

29. (2) 主要功能是維持血液中正常的血鈣濃度的是？ (1) 腎上腺 (2) 副甲狀腺 (3) 動情激素 (4) 雄性激素。

30. (2) 副甲狀腺機能抗進，骨骼中的 (1) 灰質 (2) 鈣質 (3) 海綿質 (4) 鉀質 不斷釋出，就容易造成骨質疏鬆的問題。

31. (4) 骨質疏鬆症導致說明下列幾種情況為非 (1) 停經後，卵巢停止產生動情激素。當動情激素的量下降，骨骼流失的速率就會上升，罹患骨質疏鬆的機率就會提高 (2) 停經前，骨骼組織不斷被分解以及再形成。動情激素可 以正常限制骨骼分解的速率 (3) 如果飲食含鈣量過少，鈣質將被從骨骼抽取來補償攝取不足的部分，而造成骨質密度的流失 (4) 以上皆非。

32. (2) 正常骨骼構造：成人骨骼包括 (1) 75%礦物質及35%膠質 (2) 65%礦物質及35%膠質 (3) 40%礦物質及30%膠質 (4) 20%礦物質及30%膠質。

33. (1) 骨質疏鬆症骨骼的結構：在骨質疏鬆症，骨骼中礦物質的密度降低 (1) 從65%降至30%～35%之間）骨骼層變薄，且骨隨腔變大 (2) 從50%降至10%～25%之間）骨骼層變薄，且骨隨腔變大 (3) 從50%降至30%～35%之間）骨骼層變薄，且骨隨腔變大 (4) 從40%降至30%～35%之間）骨骼層變薄，且骨隨腔變大。

34. (4) 骨質疏鬆症預防為非 (1) 規律的運動：規律的負重運動可刺激骨骼組織的生長，促進骨骼密度的增加，並且延遲骨質疏鬆的發生及降低其嚴重度 (2) 攝取足夠的鈣質：在飲食內含足夠鈣質是很重要的飲食含鈣量過少，鈣質將被從骨骼中抽取來補償攝取不足的部分，而造成骨質密度的流失 (3) 激素補充治療：激素補充治療，可以幫助降低停經後婦女的骨質疏鬆症。但它必須在停經後立刻開始，而且必須持續至少五年 (4) 以上皆非。

35. (1) 脊柱彎曲就是我們常見的駝背，又可分為 (1) 後凸與側彎 (2) 凸與側彎 (3) 左凸與側彎 (4) 右凸與側彎。許多脊柱彎曲的病例都 是由於長期姿勢不良而引起。

36. (1) 駝背是脊柱向後凸出的角度異常何者為是：(1) 於背的上方。而任何角度的背部下方或是頸部向外突出，也都是異常的脊柱向後凸出 (2) 於背的下方。而任何角度的背部上方或是頸部向內突出，也都是異常的脊柱向後凸出 (3) 於背的全方。而任何角度的背部全方或是頸部向外突出，也都是異常的脊柱向後凸出 (4) 於背的中方。而任何角度的背部全方或是頸部向內突出，也都是異常的脊柱向後凸出。

37. (3) 脊柱彎曲是種脊柱持久性側彎曲的畸形。側彎嚴重時可能會壓迫神經或造成呼吸機能不全, 預防方法為非 (n1) 在兒童生長時期，就應該予以注意，若有任何能引起脊柱彎曲的不良姿勢，就應當及時矯正 (2) 注意兒童在學校上課時的椅子、桌子是否適合其高度，並給予調整，以有利於發育 (3) 只要多吃鈣片不良姿勢無礙 (4) 應當及時矯正不良姿勢，多吃鈣片曬太陽。

38. (2) 扁平足的解釋何者為非：(1) 正常發達的足，剛出生的嬰兒全都是扁平足 (2) 開始步行後，肌肉與連接足骨的韌帶力量增強，腳底的地方形成足弓的症狀 (3) 患者幼童時代在父母過度保護的狀態下成長，不讓他光著腳走路，很早就穿鞋子，就會維持扁平足的狀態成長 (4) 如果長時間步行或跑跳就會引起疼痛，需要儘早改善治療。

39. (1) 扁平足的改善方法何者為是：(1) 讓病患赤腳走在柔軟的草地或泥土，同時養成正確的走路習慣，就能逐漸獲得改善 (2) 只要多吃鈣片姿勢無礙自然會好起來 (3) 多走路多運動 (4) 穿較軟的鞋子。

40. (3) 職業病的診斷，需具備下列證據何者為非：(1) 要有病：找出人體生理上異常的證據 (2) 要有暴露在危害下的證據：須有確實可靠的職業暴露史，或從體液 (如：血液、尿液) 中找到特定的暴露證據 (3) 要有其他流行病學研究證實無關工作，指出此生理性異常 (4) 職業暴露史必須去除其他可能造成類似生理變化的原因。

41. (1) 職業病的定義 (1) 即是由工作所引起的疾病 (2) 即是下班所引起的疾病 (3) 即是由日常生活所引起的疾病 (4) 即是由歲月與老化 所引起的疾病。

42. (4) 按摩師常見的職業病何者為非 (1) 肌腱炎 (2) 下背痛 (3) 靜脈曲張 (4) 以上皆非。

43. (1) 美體從業人員最常會接觸到不良的 (1) 基礎油 (2) 化妝品 (3) 保養品 (4) 香水 而這些具皮膚刺激性或致過敏性的化學品，往往是從業人員職業性皮膚病之主要致病因。

44. (2) 美體從業人員職業性皮膚病常見的手部過敏原主要症狀不包括：(1) 皮膚發癢 (2) 靜脈曲張 (3) 灼熱感及色素病變 (4) 疼痛、發紅。

45. (4) 美體從業人員職業性呼吸系統病常見的過敏原主要症狀不包括：(1) 常使用化學香料於密閉式空間 (2) 漂白粉中的過硫酸鹽類及噴霧劑的使用，都會使得從業人員罹患呼吸系統疾病的機率增加 (3) 濕氣過重的密閉式空間 (4) 工作時的流汗。

46. (1) 美體從業人員需長時間用力按摩當姿勢不良時骨骼肌肉系統常見的主要症狀不包括：(1) 靜脈曲張 (2) 極易造成手腕肌腱炎 (3) 肩膀上臂肌腱炎 (4) 亦極易導致下背痛的形成。

47. (1) 美體從業人員需長時間久站 當姿勢不良時循環系統常見的主要症狀是：(1) 極易造成靜脈曲張 (2) 極易造成手腕肌腱炎 (3) 肩膀上臂肌腱炎 (4) 亦極易導致下背痛的形成。

48. (1) 放鬆被按摩者與舒緩神經系統和抒解肌肉痙攣緩與緊張的瑞典式按摩手法是 (1) Soothing 舒緩 (2) Stimulating 刺激 (3) Therapeutic 治療 (4) 以上皆非。

48. (2) 強化血液循環，減輕阻塞狀況，刺激淋巴流動，加速排除體內廢物改善肌肉張力，尤其在肌肉不活動的狀態下，通過增加肌肉的血液供應和營養，加強液體和廢物經由腎的排泄的瑞典式按摩手法是？(1) Soothing 舒緩 (2) Stimulating 刺激 (3) Therapeutic 治療 (4) 以上皆非。

50. (1) 強直性脊椎炎伴隨有脊柱關節的疼痛和強直症狀是：(1) 慢性關節炎 (2) 急性關節炎 (3) 免疫風濕性關節炎 (4) 以上皆非。

51. (3) 接受瑞典式按摩之按摩者在按摩之後可從事的是 (1) 多喝飲料 (2) 多進食物 (3) 洗澡 (4) 喝一杯小酒，抽一根煙。

52. (4) 在所有按摩中這是最具安撫性的按摩，輕撫通常順著肌肉纖維表面的方向進行或是推向心臟。 中等力道的輕撫常用於推動靜脈內的液體，輕柔的輕撫適用於促進淋巴液流動。深層的輕撫適用於受傷的肌肉組織的瑞典式按摩手法是？(1) Soothing 舒緩 (2) Stimulating 刺激 (3) Therapeutic 治療 (4) Effleurage 推撫。

53. (4) 雙手一直保持與皮膚接觸。在輕撫結束之前以環型滑動全面來收尾，每次輕撫從開始到結束應該涵蓋按摩肌肉的全部長度，一個區塊到一個區塊。同時應該儘可能的緩慢以便於觀察肌肉組織的感受反應。試著感受那些比較有緊繃僵硬感的區域多於周邊的範圍。 輕撫的主要功用是刺激循環，並且判別出肌肉緊繃的區塊的瑞典式按摩手法是？(1) Soothing 舒緩 (2) Stimulating 刺激 (3) Therapeutic 治療 (4) Longitudinal / superficial 縱向的表層的輕撫。

54. (3) 動作與肌肉纖維的走向成交錯。橫向輕撫的效果對刺激循環沒有縱向輕撫來的有效，但卻是非常好的檢視方式。軟組織中的緊繃會造成縱向肌肉組織硬結成塊。當輕撫經過這些肌肉時，因為無法平順地的從手下滑過，這些硬結的肌肉可以輕易地被感受出來。橫向輕撫有助於鬆弛並且將這些繃緊在一起的肌肉個別獨立分開的瑞典式按摩手法是？
(1)Soothing舒緩 (2)Stimulating 刺激 (3)Transverse / superficial橫向的表層的輕撫(4)Longitudinal / superficial縱向的表層的。

55. (4) 使用拇指及配合其他手指之間，進行抓捏、搓揉和滾碾的技術，以單手，雙手同時或是交錯進行。兩手輪流完全張開抓拿肌肉，然後擠壓並提拉起組織。當一隻手從握緊鬆開時，另一隻手在旁邊則緊抓肌肉，非常像是揉麵團。搓揉必須保持雙手穩定的節奏，同時這種技巧應該在身體的特定部位上下緩慢施行的瑞典式按摩手法是？
(1)Soothing舒緩 (2)Stimulating刺激 (3)Transverse / superficial橫向的表層的輕撫(4)Petrissage揉捏 。

56. (1) 瑞典式按摩手法：摩擦按摩主要有兩類: (1) 表層摩擦與深層摩擦 (2) 刺激層摩擦與摩擦層 (3) 橫層與摩擦層 (4) 中層摩擦與底層摩擦。

57. (3) 表層摩擦對神經系統是一種刺激式的按摩，它主要是在皮和表層筋膜及肌肉產生熱能，讓它們因此更加柔軟。深層摩擦用於軟化或鬆弛肌肉粘黏，傷痕組織和纏結的緊密纖維組織區域，需要使用儘可能大的壓力，但保持在客戶的疼痛忍受範圍內的高靈敏度。這技術適合用於深層組織按摩的瑞典式按摩手法是？ (1)Soothing舒緩 (2)Stimulating刺激 (3)Friction摩擦 (4)Petrissage揉捏。

58. (3) 它是指放鬆手腕和手指，以有節奏的，一般快速的方式銳利地拍擊身體。拍擊有時被分類為敲打技術，可以使用雙手同時或是單手兩種模式輪流使用。快速的動作以手肘施力，保持手腕放鬆，並且雙手一接觸到皮膚就離開的瑞典式按摩手法是？ (1)Soothing舒緩 (2)Stimulating刺激 (3)Tapotement拍擊 (4)Petrissage揉捏。

59. (3) 啄、杯、劈、拳輕扣對神經系統是非常刺激的。當你拍打肌肉時，會造成肌肉的輕微伸展。這對溫暖組織是非常好的，通常用於運動前按摩的瑞典式按摩手法是 (1)Soothing舒緩 (2)Stimulating刺激 (3)Tapotement拍擊 (4)Petrissage揉捏。

60. (1) 是肌肉及骨骼關節間做伸展與放鬆，連續或停留動作。讓肌肉與骨骼關節能有舒展的機會，促進身體各部位的循環通暢。通常按摩伸展動作會安排在完成推撫、揉捏、摩擦及拍擊手法之後進行的瑞典式按摩手法是？ (1)Stretch伸展 (2)Stimulating刺激 (3)Tapotement拍擊 (4)Petrissage揉捏。

61. (3) 對按摩者以下敘述何者為非 (1) 為了盡量減少疲勞和防止受傷，我們要讓身體能流暢的移動，使用全身的動作和力量 (2) 通過整個身體的移動的動作因而會增加按摩的流動性和節奏 (3) 按摩是一個對體力要求很高的職業，需要力量強度和靈活性，所以要使用良好的手部力量運作不可用身體的力量 (4) 可以用雙腳與肩同寬的姿態增加你的平衡。稍微彎曲的膝蓋也可以作為減震器改善你的平衡。

62. (1) 按摩時要 讓身體流暢移動，應使用和力量為對 (1) 全身的動作和力量才能經由你的手直接產生力量和穩定性 (2) 使用上身的肌肉移動肩膀，手臂，手，手指和拇指 (3) 使用下半身能量，才能經由你的手直接產生力量和穩定性 (4) 以上皆是。

63. (2) 按摩時覆蓋毛巾何者為非 (1) 毛巾覆蓋應該一直遮掩未被治療的身體部分 (2) 毛巾覆蓋不應該一直遮掩未被治療的身體部分 (3) 毛巾覆蓋動作應該是很職業，很專業化的處理 (4) 毛巾覆蓋很緊或不舒服太熱或太冷造成不適，可能無法達到按摩的正面效果。

64. (4) 毛巾的使用（覆蓋）對客戶的功能何者為非：(1) 必須保持客戶溫暖 (2) 保障客戶的尊嚴 (3) 保護客戶的內衣不被按摩油沾染 (4) 毛巾不需要同時保護按摩床不被按摩油沾染。

65. (4) 何者非引起腰背痛的外傷性原因：(1) 腰背之扭 (2) 挫傷 (3) 腰肌勞損 (4) 脊椎側彎。

66. (1) 何者非引先天性腰背痛原因：(1) 腰椎間盤突出 (2) 腰椎脊椎裂 (3) 畸形 (4) 脊椎側彎。

67. (3) 腰背酸痛的定義是：(1) 指由淋巴等軟組織之病變引起的酸痛症狀 (2) 指由血管等軟組織之病變引起的酸痛症狀 (3) 指由脊椎及鄰近肌肉、肌腱、韌帶等軟組織之病變引起的酸痛症狀 (4) 指由皮膚等軟組織之病變引起的酸痛症狀。

68. (3) 長期姿勢不良不易引起 (1) 脊椎側彎 (2) 駝背 (3) 肥胖 (4) 下肢麻痺。

69. (3) 老年性骨質增生（骨刺）不良不易引起 (1) 骨質疏鬆 (2) 腰椎滑脫 (3) 胃炎 (4) 腰椎管狹窄症。

70. (3) 胸椎關節錯縫非指 (1) 勞動工作者 (2) 長期負重者 (3) 骨質疏鬆 (4) 因搬重物不慎引起的小關節錯縫。

71. (1) 急性腰扭挫傷非發生在 (1) 非腰薦部 (2) 椎間關節 (3) 兩側豎棘肌 (4) 腰薦部。

72. (1) 急性腰扭挫傷原因，何者為非 (1) 微笑 (2) 大笑 (3) 運動 (4) 搬重物不當而引起腰軟組織急性損傷。

73. (4) 急性腰扭挫傷多發生在 (1) 腰薦部 (2) 椎間關節 (3) 兩側豎棘肌 (4) 以上皆是。

74. (4) 腰椎間盤突出是 (1) 椎間盤組織的退化 (2) 損傷造成纖維環破裂、髓核向外突出 (3) 刺激及壓迫神經根血管，產生腰痛及坐骨神經痛 (4) 以上皆是。

75. (2) 腰椎間盤突出好發於腰四、五椎及腰五、薦一處。常見於 (1) 15-20歲之間，男性勞動者多見 (2) 20-40歲之間，男性勞動者多見 (3) 40-60歲之間，男性勞動者多見 (4) 50-70歲之間，男性勞動者多見。

76. (4) 僵直性脊椎炎好發於 (1) 40-50歲 (2) 30-40歲 (3) 0-10歲 (4) 20-30歲之間的年輕男性。主要特徵是背痛，由骨盆腰薦關節開始僵硬，慢慢向上延伸，轉身、彎腰都困難。

77. (1) 僵直性脊椎炎 (1) 早晨 (2) 中午 (3) 傍晚 (4) 半夜睡起時特別僵硬，活動後即可改善。

78. (1) 骨質增生〈骨刺〉五十歲以上的人易發生，是 (1) 脊椎 (2) 皮膚 (3) 頭腦 (4) 心臟退化或老化的現象（退化性關節炎）。

79. (3) 骨刺是因為 (1) 頭腦 (2) 皮膚 (3) 關節不穩定 (4) 心臟、受傷，再加上長時間的退化、疲勞所致。

80. (1) 不同的位置有不同的影響。若壓迫 (1) 神經 (2) 皮膚 (3) 關節 (4) 心臟，則會出現下背痛、坐骨神經痛、跛行、下肢麻痺或酸痛無力。

81. (1) 腰椎側彎好發於青少年（女＞男）及老年人是 (1) 關節韌帶無力、鬆脫，是主要原因 (2) 皮膚無力、鬆脫，是主要原因 (3) 關節不穩定無力、鬆脫，是主要原因 (4) 心臟無力、鬆脫，是主要原因。

82. (3) 腰椎側彎是 (1) 十度以內：觀察 (2) 二十度以內：觀察 (3) 三十度以內：觀察 (4) 四十度以內：觀察。

83. (4) 慢性腰肌勞損是指 (1) 腰部肌肉 (2) 筋膜 (3) 韌帶 (4) 以上皆是, 等軟組織的慢性損傷

84. (4) 慢性腰肌勞損常發生於 (1) 勞累 (2) 搬重物 (3) 久坐或過度運動 (4) 以上皆是，會使症狀更明顯。常見於老年人、勞動者或有舊傷史者。.

85. (4) 正確的站姿是 (1) 雙足不交替站立、不避免彎腰過久或無提肛挺胸 (2) 站立時彎腰但不過久、提肛挺胸 (3) 站立時可彎腰過久、無提肛挺胸 (4) 身體的重量平均分配在兩腳上，避免彎腰過久、提肛挺胸。

86. (3) 正確姿勢搬重物是 (1) 貼近胸部，挺直腰椎、運用腿力 (2) 貼近腳部，挺直腰椎、運用腿力 (3) 貼近腹部，挺直腰椎、運用腿力 (4) 貼近腹部，無挺直腰椎、運用腿力。

87. (4) 正確姿勢，坐姿是 (1) 腰部墊物或足下不墊椅 (2) 腰部不墊物或足下墊椅 (3) 腰部不墊物或足下不墊椅 (4 腰部墊物或足下墊椅。

88. (3) 正確姿勢，睡姿是 (1) 枕頭不適高、膝下不墊枕、不側臥 (2) 枕頭適低、膝下墊枕、不側臥 (3) 枕頭適高、膝下墊枕、側臥 (4) 枕頭適高、膝下不墊枕、不側臥。

89. (4) 姿勢性下背痛：又稱為「筋－肌膜性下背痛」。是配合工作而不得不採取錯誤的姿勢造成，易造成 (1) 腳部肌肉 (2) 頸部肌肉 (3) 手部肌肉 (4) 腰部肌肉的疲 痛。症狀雖然不嚴重不過會有肌肉疼痛的症狀。

90. (3) (1) 腦部 (2) 腿部 (3) 腰背部 (4) 手部 是所有脊椎中承受最多重量的部位，它會因不良的姿姿勢、缺乏規律的運動及體重過重，而引起下背部疼痛。也就是人們常說的腰酸背痛。

91. (2) 不正常的脊椎情形是 (1) 頸椎前凸 (2) 胸椎不後彎 (3) 腰椎前凸 (4) 尾椎微翹脊椎可支撐我們的的身體，正常的身體曲度必須靠著每個椎體間的正常功能及環繞在它周圍的肌肉及韌帶來維持。

92. (4) 腰背部疼痛的常見原因有 (1) 椎間盤凸出：椎間盤往後突起而壓迫神經，引起疼痛 (2) 骨刺：退化的脊椎關節邊緣長出小骨頭 (3) 退化性關節病變 (4) 以上皆是。

93. (3) 何者運動對背不佳 (1) 游泳是很好的運動負荷較小 (2) 打太極拳可以伸展肌肉，也是不錯的運動 (3) 騎低手把自行車 (4) 散步。

94. (2) 適度的熱療可減少疼痛，如泡熱水澡，但水溫不可超過 (1) 50度 (2) 40度 (3) 60度 (4) 55度以免燙傷皮膚。或用熱敷墊熱敷亦可。

95. (4) 腰背部疼痛的常見原因 (1) 壓迫神經，引起疼痛 (2) 骨刺引起疼痛 (3) 退化性關節病變引起的疼痛 (4) 以上皆是。

96. (4) 對背部的幫助，何者為非： (1) 強化腹肌及背肌因為腹肌是人體舉重時的荷重肌肉 (2) 舉重與荷重, 背肌可維持正確姿勢，且可緩衝震盪 (3) 良好肌肉有助於防範背痛或下背症狀的惡化 (4) 以上皆非。

97. (1) 骨質疏鬆是最常見的問題, 是 (1) 停經後老婦人常見之下背痛 (2) 退化的脊椎關節邊緣長出小骨頭 (3) 退化性關節病變 (4) 骨刺。

98. (3) 減少腰痛發生，預防是最為重要，不包括(1)良好的姿勢、減少背負重物，不讓腰椎及附近承受過多重力壓迫，如此可預防肌肉、韌帶、肌腱等軟組織受傷(2)要拿取重物時切勿直接彎腰拿取，這樣很容易造成腰部肌肉受傷，最好的方法應該是先蹲下，再用雙手托住重物，腰椎要直，然後用大腿的力量把物品舉起，這樣做才不容易受傷(3)長時間維持同一姿勢(4)適當的運動可以改善及預防下背痛的症狀例如游泳、散步或慢跑，都是疏緩身心、平衡整體肌肉張力很好的運動。

99. (1) 預防腰背痛非要注意的要點：(1)盡量不避免久坐(2)臥床休息時，不要睡太軟的床，因為屁股會沈下去，如此躺著好像孕婦挺出肚子一樣，會對腰椎及腰椎旁的肌肉造成較大的壓力(3)臥床休息時可於膝下墊一個枕頭(4)避免急速前彎及旋轉、身體過度向後仰等可能會傷害背部的動作。

100. (4) 預防腰背痛要注意 (1)要拿取重物時切勿直接彎腰拿取，這樣很容易造成腰部肌肉受傷(2)取重物時最好的方法是先蹲下，再用雙手托住重物，腰椎要直，然後用大腿的力量把物品舉起，這樣做才不容易受傷(3)適當的運動可以改善及預防下背痛的症狀。例如游泳、散步或慢跑，都是疏緩身心、平衡整體肌肉張力很好的運動(4)以上皆是。

MEMO

MEMO

MEMO

MEMO

瑞典式按摩 / 施珮緹編著. -- 初版. -- 新北市：全華圖書，
2018.02
　　面；　公分
　ISBN 978-986-463-746-1(平裝)

　1. 按摩

413.92　　　　　　　　　　　　　　　　107001013

瑞典式按摩

作　　者　施珮緹
發 行 人　陳本源
出 版 者　全華圖書股份有限公司
郵政帳號　0100836-1 號
印 刷 者　宏懋打字印刷股份有限公司
初版一刷　2018 年 2 月
定　　價　700 元
I S B N　978-986-463-746-1
全華圖書　www.chwa.com.tw
全華網路書店 / Open Tech / www.opentech.com.tw
若您對書籍內容、排版印刷有任何問題，歡迎來信指導 book@chwa.com.tw

台北總公司(北區營業處)
地址：23671 新北市土城區忠義路 21 號
電話：(02)2262-5666
傳真：(02)6637-3695 、6637-3696

中區營業處
地址：40256 台中市南區樹義一巷 26 號
電話：(04)2261-8485
傳真：(04)3600-9806

南區營業處
地址：80769 高雄市三民區應安街 12 號
電話：(07)381-1377
傳真：(07)862-5562